Annette Kulbe
Sterbebegleitung

Annette Kulbe

Sterbebegleitung

Hilfen zur Pflege Sterbender

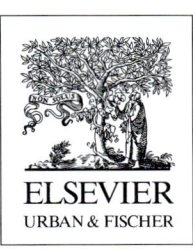

URBAN & FISCHER

München · Jena

Zuschriften und Kritik an:
Elsevier GmbH, Urban & Fischer Verlag, Karlstraße 45, 80333 München, pflege@elsevier.de

Wichtiger Hinweis für den Benutzer
Die Erkenntnisse in der Pflege und Medizin unterliegen laufendem Wandel durch Forschung und klinische Erfahrungen. Die Autorin dieses Werkes hat große Sorgfalt darauf verwendet, dass die in diesem Werk gemachten therapeutischen Angaben dem derzeitigen Wissensstand entsprechen. Das entbindet den Nutzer dieses Werkes aber nicht von der Verpflichtung, anhand weiterer schriftlicher Informationsquellen zu überprüfen, ob die dort gemachten Angaben von denen in diesem Buch abweichen und sein Verhalten in eigener Verantwortung zu treffen.

Wie allgemein üblich wurden Warenzeichen bzw. Namen (z. B. bei Pharmapräparaten) nicht besonders gekennzeichnet.

Bibliografische Information der Deutschen Nationalbibliothek
Die Deutsche Nationalbibliothek verzeichnet diese Publikation in der Deutschen Nationalbibliografie; detaillierte bibliografische Daten sind im Internet über http://dnb.d-nb.de abrufbar.

Alle Rechte vorbehalten
1. Auflage 2008
© Elsevier GmbH, München
Der Urban & Fischer Verlag ist ein Imprint der Elsevier GmbH.

08 09 10 11 12   5 4 3 2 1

Das Werk einschließlich aller seiner Teile ist urheberrechtlich geschützt. Jede Verwertung außerhalb der engen Grenzen des Urheberrechtsgesetzes ist ohne Zustimmung des Verlages unzulässig und strafbar. Das gilt insbesondere für Vervielfältigungen, Übersetzungen, Mikroverfilmungen und die Einspeicherung und Verarbeitung in elektronischen Systemen.

Um den Textfluss nicht zu stören, wurde bei Patienten und Berufsbezeichnungen die grammatikalisch maskuline Form gewählt. Selbstverständlich sind in diesen Fällen immer Frauen und Männer gemeint.

Planung und Lektorat: Karin Kühnel und Regina Papadopoulos
Redaktion: Ute Villwock
Herstellung: klartext, Heidelberg
Satz: abavo GmbH, Buchloe; TnQ, Chennai
Druck und Bindung: Uniprint, Szekesfehervar/Ungarn
Fotos: Elsevier GmbH, Urban & Fischer Verlag, München
Umschlaggestaltung: SpieszDesign, Neu-Ulm
Titelfotografie: Phantermedia

ISBN 978-3-437-27410-7

Aktuelle Informationen finden Sie im Internet unter www.elsevier.de und www.elsevier.com.

Einführung

Liebe am Thema **„Sterben"** interessierte Leser, kaum etwas bewegt uns so sehr wie die Begegnung mit Sterben und Tod.

Sterbebegleitung, palliative (lindernde statt heilende) Pflege unheilbarer Patienten oder der Beistand Trauernder sind etwas, das auch heute noch diskret im Verborgenen geschieht. Unsere Kenntnis davon ist vage geworden:

Wer hat schon einmal eine Leiche berührt oder würdig zurechtgemacht? Wer besitzt Erfahrungen im Umgang mit dem Tod? Wie redet man mit einem Sterbenden oder Trauernden?

Kaum etwas wird so sehr in die Hände von Profis (Hospize, Bestatter, Trauerbegleiter …) gelegt wie diese Tabubereiche unserer modernen Gesellschaft. Kaum etwas ist mit so vielen Vorurteilen belastet (z. B. dass Hospize Sterbekliniken sind, dass Morphin nur gegeben wird, weil nichts anderes mehr hilft …) und ruft Ängste und Hilflosigkeit bei Sterbenden, Angehörigen oder Begleitern hervor. Ich habe versucht, den vielen offenen Fragen interessierter Menschen, *vom Hospizhelfer, Ehrenamtlichen, Pflegenden mit und ohne Palliative Care, aber auch Betroffenen und begleitenden/pflegenden Angehörigen*, gleichermaßen zu begegnen. Das Buch soll gut verständliches Wissen über die Begleitung, Beratung, Pflege und Fürsorge im letzen Lebensabschnitt – dem Sterben, Tod und der Trauer – vermitteln. Dabei geht es neben typischen körperlichen Symptomen auch um die psycho-sozialen und spirituellen Bedürfnisse Sterbender. Mit dieser ganzheitlichen Herangehensweise soll verdeutlicht werden, dass Sterben als natürlicher letzter Lebens- und Reifeprozess verstanden werden kann, dass Sterben immer auch noch Leben bis zuletzt bedeutet und von Lebensqualität und Hoffnungsschimmern geprägt sein kann.

Viele Menschen, die sich mit dem Sterben auseinandersetzen mussten und wollten, berichten positiv von dieser wertvollen letzten gemeinsam erlebten und geteilten Zeit. Es gilt sich unserer eigenen Unsicherheit zu stellen, die Hemmschwelle zum Sterbenden zu überwinden und zu beginnen, gute Erfahrungen damit zu machen.

Deshalb versuche ich mit Hilfe ausgewählter Kapitel breit gefächert Antworten zu geben, auf:

- Wie und wo wird heute gestorben?
- Woran erkennt man das Sterben? Wann ist ein Mensch tot?
- Wie kann man palliativ auf das Sterben eingehen? Welche Symptome begegnen mir?
- Was beinhaltet Sterbebegleitung?
- Wie kommunizieren wir (mit und ohne Worte) mit Sterbenden?
- Was bedeutet Palliative Care Pflege? Warum pflegt man Sterbende anders?
- Wie begegne ich der Spiritualität eines Sterbenden?
- Was beinhalten die Versorgung und Würdigung eines Toten?
- Welche Rolle spielen Angehörige in der Sterbebegleitung?
- Was weiß ich über Trauer?
- Wie viel Tod verträgt ein Mensch? Was heißt Selbstpflege?
- Warum ist Hospiz eine Idee und kein Gebäude?
- Was weiß ich über die Rechte Sterbender?

Mit diesem Buch möchte ich Ihr Interesse wecken und Sie neugierig machen!

Annette Kulbe
Kiel im Januar 2008

Inhaltsverzeichnis

1	**Tod und Sterben in der heutigen Gesellschaft**	1
1.1	Warum müssen Menschen sterben?	2
1.2	Sterbeorte – Wo sterben die Menschen heute?	3
1.3	Sterben und Pflege	3
1.4	Eine neue Umgebung zum Sterben schaffen	5
2	**Wenn das Leben zu Ende geht – Woran erkennt man das Sterben?**	7
2.1	Die Präterminalphase – Letzte Lebenszeit	8
2.2	Terminalphase – Letzte Tage	10
2.3	Zustand in extremis – Letzte Stunden	11
2.4	Pflege während dem Sterbeprozess	11
2.5	Wann ist ein Mensch tot?	14
3	**Auf das Sterben eingehen – Spezielle Pflege**	15
3.1	Palliative Care	16
3.2	Körperliche Probleme und Bedürfnisse Sterbender	17
3.3	Psycho-soziale Bedürfnisse und Probleme	26
3.4	Sterbebegleitung	29
3.4.1	Wahrheit am Krankenbett	30
3.4.2	Hoffnung	32
3.4.3	Zeit	33
3.4.4	Religion und Spiritualität	34
4	**Die Rolle der Pflegenden in der Sterbebegleitung**	37
4.1	Sterben und Tod – Tabuthemen in Pflege und Medizin	38
4.2	Pflegende als Sterbebegleiter	39
5	**Kommunikation in der Sterbebegleitung**	45
5.1	Grundlagen der Kommunikation	46
5.2	Kommunikationsverhalten Sterbender	48
5.3	Gesprächsführung	49
5.4	Gesprächsbausteine in der Sterbebegleitung	51
5.5	Symbolsprache	52
6	**Schmerzen erkennen, wahrnehmen, lindern**	55
6.1	Schmerzanamnese	57
6.1.1	Schmerzkonzept und Schmerztoleranz	58
6.1.2	Schmerzarten	58
6.1.3	Schmerzeinschätzung	59
6.1.4	Schmerzskalen	61
6.1.5	Schmerzverstärker und Schmerzlinderung	61
6.2	Expertenstandard Schmerz	63
6.3	Klassische Schmerzbehandlung	63
6.3.1	Grundregeln und Ziele	63
6.3.2	WHO-Stufenschema	65
7	**Religion und Spiritualität**	69
7.1	Was heißt eigentlich …	71
7.2	Zugangswege finden	71
7.3	Bedeutung des Glaubens bei Krankheit und Tod	73
7.4	Religiöse Rituale in Sterben und Tod	74
8	**Versorgung und Würdigung des Toten**	79
8.1	Aufgaben der Pflegenden	81
8.2	Rituale	83

8.3	Bestattung	85	11	Sterben und Tod aushalten können – Selbstpflege	105
9	**Die Rolle der Angehörigen in der Sterbebegleitung**	89	11.1	Selbstpflege	106
			11.2	Burnout – Was ist das eigentlich?	108
9.1	Angehörigenarbeit	90	11.3	Selbstreflexion	111
9.2	Die Situation der Angehörigen	91			
9.3	Umgang mit Angehörigen	92	12	**Hospiz**	113
			12.1	Geschichte der Hospizbewegung	114
10	**Trauer – Leben mit Verlust und Abschied**	97	12.2	Hospizarbeit	115
			12.3	Hospizlandschaft	117
10.1	Trauer und ihre Auswirkungen	98			
10.2	Der Trauerprozess	99	13	**Die Rechte Sterbender**	119
10.3	Die Trauernden	101			
10.4	Trauer begleiten	103			

KAPITEL 1

Tod und Sterben in der heutigen Gesellschaft

1.1	Warum müssen Menschen sterben?	2
1.2	Sterbeorte – Wo sterben die Menschen heute?	3
1.3	Sterben und Pflege	3
1.4	Eine neue Umgebung zum Sterben schaffen	5

1 Tod und Sterben in der heutigen Gesellschaft

Das Leben ist begleitet von vielen kleinen Toden.

Mit Beginn des Lebens tritt bereits der Tod an uns heran. Jederzeit kann er uns treffen, ohne dass man damit rechnet. Todesarten gibt es viele. So wie jedes Menschenleben einzigartig ist, so ist auch unser Tod individuell: Ein namenloses Kind wird abgetrieben, ein anderes stirbt noch im Mutterleib. Nina stirbt mit acht Jahren an Leukämie. Ein Jugendlicher stirbt bei einem Autounfall, ein anderer an Drogen, der dritte an AIDS. Ein langzeitarbeitsloser Lehrer nimmt sich das Leben. Die Kollegin stirbt an Brustkrebs, der Bekannte an Herzinfarkt. Die alte Nachbarin wird nach einem Schlaganfall zum Pflegefall; sie stirbt sechs Jahre später …

Die wenigsten sterben so, wie es sich alle wünschen: schnell und ohne viel Leiden. Idealerweise zu Hause bei vertrauten Menschen. Keiner möchte Schmerzen haben, keiner lieblos im Mehrbettzimmer eines Krankenhauses oder einsam, abgeschoben im Pflegeheim sterben. Es fällt schwerer, den Tod eines jungen Menschen zu akzeptieren, als den eines älteren, der anscheinend sein Leben gelebt hat. In der Sterbebegleitung erfährt man, dass meist nicht das Lebensalter ein erfülltes Leben ausgemacht hat, sondern die Art und Weise, wie jemand sein Leben gelebt hat. Darüber hinaus kann Tod für Betroffene oder Angehörige Erlösung bedeuten, z. B. von langer Krankheit, im Kampf gegen Krebs.

1.1 Warum müssen Menschen sterben?

Wieso müssen wir sterben? Weshalb gehört der Tod ebenso zum Leben wie die Geburt? Wodurch sind Sterben und Tod fremd geworden und warum sind sie angstbesetzt?

Die palliative Arbeit mit Sterbenden basiert auf dem Gedanken, dass **Sterben etwas Natürliches im Lebensverlauf des Menschen ist.** Bilden Schwangerschaft und Geburt den Anfang des Lebens, so mündet es nach Phasen von Kindheit – Jugend – Erwachsensein schließlich ins Älterwerden und endet im Sterben und Tod. Hierin spiegelt sich der ewige Kreislauf der Natur wider: **das Werden – Wachsen – Vergehen.** Hatte man früher noch einen natürlichen, angstfreien Bezug dazu, z. B. durch den Wechsel der Jahreszeiten (säen und ernten), Haustiere (aufziehen und schlachten, Sterben des Hofhundes) oder das Erleben mehrerer Generationen (Hausgeburten, Tod von Großeltern), so verdrängt man heute den Tod weitestgehend und hat ihn institutionalisiert, d. h. es wird professionell gestorben (in Heimen/Krankenhäusern). „Alles danach" regeln Bestattungsfirmen, dadurch verkümmern Trauerrituale. So ausgelagert verlieren Sterben und Tod ihre natürliche Einbindung in den Alltag: man hat den selbstverständlichen Umgang damit verloren, verfügt über keine Erfahrungen, auf die man zurückgreifen kann.

Noch nie hatten so wenige Menschen **persönliche Berührungspunkte mit Sterben und Tod:** Wer hat schon einen Sterbenden begleitet? Wer einen Leichnam berührt?

Veränderte Sterbekultur

Während frühere Generationen durch Kriege, Hunger, Seuchen (Tbc/Pest) und mangelnde Hygiene (Säuglingssterblichkeit, Erkrankungen im Kindbett) stets mit Sterben und Tod konfrontiert waren, so hat sich im Zeitalter persönlicher und medizinischer Gesundheitsprävention das **Sterben ins höhere Lebensalter verlagert** (die heutige Lebenserwartung beträgt ca. 85 Jahre). Ursachen sind v. a. Krebs und Zivilisationskrankheiten (Herz-Kreislauf-Erkrankungen). Das bedeutet, dass der moderne Mensch immer **längere Lebensspannen** erlebt, in denen **kein Vertrauter stirbt.** Andererseits wurde nie zuvor eine Generation so massiv und vielfältig mit **öffentlichem Sterben** konfrontiert: Neben Golf- und Jugoslawienkrieg oder dem Angriff auf die Twin Towers erlebte man das Schicksal der Tsunamiopfer, verfolgt den Hunger in Afrika, erfährt aus den Nachrichten von Flugzeugabstürzen, Naturkatastrophen und zunehmender Gewalt. Neben dem **Verschieben des persönlichen Betroffenseins** in ein öffentliches Teilnehmen am täglichen Sterben hat sich die innere Einstellung geändert: Früher wurde der Tod als natürliches Ende und als Übergang in einen anderen Seinszustand (Heimkehr zu Gott) begriffen. Heute ist der Tod zunehmend verweltlicht. Er wird biologisch als das Ende des körperlichen Lebens begriffen. Obwohl Religionen verschiedene Antworten auf das Leben nach dem Tod geben, wird heute nach dem persönlichen Sinn im eigenem Leben und Sterben gesucht: Was hat mein Leben ausgemacht? Was habe ich gelebt, was nicht? Gibt es ein Leben nach dem Tod?

Dabei ist Sterben etwas, das einem täglich und lange vor dem Tod begegnet. Abschiede und Verluste begleiten dem Menschen lebenslang, etwa in Übergängen vom Kind zum Erwachsenen, von der Schule in die Berufsausbildung, bei Umzügen oder im Zerbrechen von Freund- und Partnerschaften. Und anders als bei den Tieren und Pflanzen entspricht es der menschlichen Natur, nach einem Sinn zu suchen. In Krisen, Krankheits- und Verlustsituationen fragt man sich nach dem Sinn des Lebens: War das alles? Warum widerfährt mir das jetzt? Wieso habe ich Krebs?

1.2 Sterbeorte – Wo sterben die Menschen heute?

Je mehr Menschen den natürlichen Bezug zu Sterben und Tod verlieren, desto mehr liegen diese Tabubereiche in professionellen Händen von Pflegenden, Ärzten und Seelsorgern. Modernes Leben bedeutet Vitalität, Jugendlichkeit, – „Alterslosigkeit" und Gesundheit. Dabei gab es noch nie so viele alte Menschen, noch nie soviel junge mit chronischen Erkrankungen und Zivilisationskrankheiten (Überernährung, Bewegungsarmut, Stress) oder Krebs. Die wenigsten setzen sich vor einer lebensbedrohlichen Krankheit mit dem eigenen Sterben auseinander. Dabei wünschen sich die meisten Menschen früher wie heute, zu Hause in vertrauter Umgebung mit bekannten Menschen zu sterben. Die Realität zeigt jedoch, dass die Menschen vorwiegend in **Institutionen (90%)** sterben: **Krankenhäusern (60%), Pflegeeinrichtungen (30%)** und neuerdings in **Hospizen.** Dabei sind Kliniken schwerpunktmäßig auf Lebenserhaltung und maximale Lebensverlängerung (Beatmung, Reanimation) ausgerichtet; hier wird bis zuletzt gegen den Tod gekämpft. Unheilbarkeit und Sterben haben keinen Platz. Hier existieren weder Sterbezimmer noch Palliativpersonal. Hinzu kommt die wirtschaftliche Tendenz zum einen zur **schnellen Verlegung** auf onkologische oder palliative Stationen oder ins Hospiz als auch zum anderen zur **verfrühten Entlassung,** ohne die weitere Versorgung „austherapierter Patienten" geklärt zu haben: Zum Sterben nach Hause zu kommen, garantiert nicht zwangsläufig ein „gutes Sterben" (> Kap. 7.3). Es müssten etliche Fragen beantwortet werden, z. B.:

- Gibt es pflegende Angehörige, eine Hospizinitiative oder einen palliativen Pflegedienst?
- Ist die vorgesehene Einrichtung für die Palliativpflege geeignet?

In Pflegeheimen, die meist personell unterbesetzt und nicht palliativ ausgebildet sind, ist für Sterbebegleitung kaum Zeit. Das eigene Zuhause und Heime sind heute vor allem Orte einsamen Sterbens. Auf Intensivstationen ist der Tod aufgrund der Apparatemedizin besonders verpönt: Angehörige und Sterbende fühlen sich qualvollem Überleben und dem Nicht-sterben-Dürfen ausgesetzt. Nicht selten sind pflegende Angehörige mit der Versorgung zu Hause überfordert und weisen in Panik den schon im Sterben Befindlichen zuletzt doch in ein Krankenhaus ein. So wird nicht nur der Sterbeprozess unterbrochen, sondern der Sterbende ist unwillkürlich der maximalen Lebenserhaltung ausgesetzt. Zusammengenommen ist die Situation Sterbender und Angehöriger desolat. Es gilt, Möglichkeiten zu finden und Alternativen aufzuzeigen, den Menschen heute unter den gegebenen Umständen dennoch ein gutes, zumindest aber ein angemessenes Sterben zu ermöglichen.

1.3 Sterben und Pflege

Wie in der Medizin so wird auch in der Pflege Sterben negativ bewertet. Die Situation des inhumanen Sterbens in Kliniken wird erstaunlicherweise als „normal" beurteilt. Es fehlt an Bewusstsein und Offenheit, den **Sterbenden** gleichermaßen als **Patienten in der letzten Lebensphase** anzuerkennen und ihm die angemessene Pflege statt im kurativen nun im palliativen Maße zu gewähren. Es gilt zu lernen, Palliative Care (> Kap. 3.1) für Sterbende am Ende des Lebens ebenso als Inhalt und Aufgabe des eigenen Berufs zu begreifen, wie beispielsweise die spezielle Pflege Neugeborener oder Wöchnerinnen zu Anfang des Lebens. Ganzheitliche Pflege beinhaltet geboren werden und sterben als natürliche Aspekte im menschlichen Leben.

REFLEXION
- Wie sieht es im Pflegealltag bei Ihnen aus?
- Wie gehen Sie selbst oder Kollegen mit dem Tod von Patienten um?
- Wer übernimmt die Versorgung des Toten?
- Steht Ihnen hierfür genügend Zeit und Verständnis zur Verfügung?
- Wie sieht es überhaupt mit Raum (im Mehrbettzimmer) und Zeit für die Begleitung eines sterbenden Patienten aus?
- Gibt es Kollegen, die sich davor drücken? Erleben Sie andererseits, dass Kollegen, die freiwillig deren Versorgung übernehmen, schon mal belächelt werden?
- Hören Sie einmal genau hin, welche (abfälligen) Worte über den Tod gemacht werden (Herr S. hat seinen Abgang gemacht).
- Kennen Sie das: Man sucht nach Rechtfertigungen oder pflegerischen Maßnahmen, um öfter nach einem Sterbenden zu schauen oder an dessen Bett zu verweilen?
- Andererseits meidet man bestimmte Pflegesituationen. Welche kennen Sie (z. B. Verbandswechsel bei exulzerierenden Tumoren)?

Wer in der Pflege arbeitet, wird zwangsläufig mit Problemsituationen konfrontiert werden. Besonders **schwierige Pflegesituationen** sind hierbei:
- Die Versorgung Sterbender im Mehrbettzimmer
- Der Umgang mit Mitpatienten, wenn ein Toter überführt wird
- Die Pflege von beatmeten Organspendern
- Die Pflege suizidaler Patienten
- Die jahrelange Pflege von komatösen oder appallischen Patienten
- Die Pflege von Patienten, deren Leben man nur noch als Dahinvegetieren oder verlängertes Leiden empfindet
- Unsicherheit im Umgang mit Morphin – unzureichende Schmerzlinderung
- Lebenserhaltende Maßnahmen, die nur auf Angehörigenwünschen basieren (Magensonde, künstliche Ernährung)
- Wiederholte (sinnlose) Reanimationen
- Fehl- oder Totgeburten, Abtreibungen
- Kindsterben (Kinderonkologie)
- Der Wunsch schwerstkranker Patienten nach Erlösung
- Das Miterleben von Hoffnungslosigkeit bei tödlicher Prognose.

Darüber hinaus hat man mit inneren Gewissenskonflikten zu kämpfen. Wer kennt nicht den Wunsch, einen Patienten endlich von seinem Leiden erlösen zu wollen? Den Tod eines besonders schwierigen Patienten herbeizusehen? Das Gefühl, die jahrelange Pflege, die immer gleichen Sprüche nicht mehr aushalten zu können? Die Wut, wie Ärzte und Intensivmedizin Gott spielen?

REFLEXION
- Welche Erlebnisse erinnern Sie?
- Wie war Ihnen dabei zumute? Was hätten Sie gern in der Situation getan?
- Wie hätten Sie sich anders verhalten können?
- Was hätten Sie sich von Kollegen gewünscht?
- Was hätte Ihnen gut getan?

In den genannten Pflegesituationen gerät man leicht an seine Grenzen. In der Rolle des Pflegenden befindet man sich stets in einem Rollenkonflikt: Einerseits ist man Profi im Umgang mit den tabuisierten Aspekten des menschlichen Lebens (z. B. Krebs, Sterbende, AIDS, Umgang mit Stuhlinkontinenz), andererseits aber auch Teil der modernen Gesellschaft und strebt nach gutem Aussehen, will jung bleiben, selbst gesund und fit sein, sucht sich im Pflegeberuf vielleicht die Arbeitsgebiete aus, die man noch am besten tolerieren kann (plastische Chirurgie, Kinderheilkunde, Operationspflege).

REFLEXION
- Weshalb haben Sie gerade Ihr aktuelles Pflegegebiet gewählt?
- Welche Motivation hatten Sie, in der Pflege zu arbeiten?
- In welchem Zweig würden Sie am liebsten arbeiten? In welchem auf keinen Fall? Warum?

1.4 Eine neue Umgebung zum Sterben schaffen

Um Alternativen zum institutionalisierten Sterben in Krankenhäusern und Pflegeeinrichtungen zu schaffen, muss vor allem ein Umdenken in Gesellschaft, Pflege und Medizin, aber auch im persönlichen Bereich stattfinden. Eine völlige Umkehr von heute auf morgen ist nicht realistisch, vielmehr geht es um einen Prozess, der Sterben wieder als natürlichen Teil des Lebens anerkennt – und nicht ausgliedert. Für Pflegende und Ärzte bedeutet das, den Tod eines Patienten nicht als Versagen anzusehen; vielmehr stellt der sterbende Mensch als neue, palliative Patientengruppe die Pflegenden vor andere Aufgaben und Ziele. Es gilt, schrittweise Möglichkeiten zu schaffen, Sterben wieder privat, gesellschaftlich sowie in Pflege und Medizin zu integrieren.

REFLEXION
- Wie kann „gutes Sterben" unter den aktuellen Bedingungen dennoch möglich werden?
- Was denken Sie, könnte in Ihrem Pflegebereich verbessert werden?
- Was müsste in Kliniken passieren?
- Wie könnte Sterbebegleitung zu Hause oder in Heimen aussehen?
- Was unterscheidet Hospize von Krankenhäusern?

Aktuelle Tendenzen

Neben der Institutionalisierung des Sterbens in professionellen Händen, zeichnen sich mit langsamer Etablierung des Hospizgedankens in Deutschland durchaus positive Tendenzen ab, wie z. B.:
- Verstärkte Ausbildungen in Palliative Care und Pain Nurse oder in Palliativmedizin
- Stetige Gründungen ambulanter Hospizinitiativen für die Schulung ehrenamtlicher Hospizhelfer zur Sterbebegleitung zu Hause
- Unterstützung der ambulanten Pflege durch Palliative Care Teams
- Vernetzen von ambulanter und stationärer Palliativ- und Hospizarbeit
- Vermehrte Neueröffnungen von Hospizen
- Steigende Zahl von Palliativstationen
- Verbesserte Theorie und Praxis der Schmerztherapie nach WHO-Stufenplan
- Beschäftigung privater wie öffentlicher Initiativen mit dem Thema „Humanes Sterben"
- Kooperative Einstellung von Beerdigungsunternehmen gegenüber Schulklassen und Interessierten aus Pflege und Medizin (mit Führungen, Vorträgen)
- Aktuelle Sterbehilfediskussion, veränderte Friedhofskultur (Friedwälder, bunte Grabgestaltung).

Wie kann das Sterben würdevoller werden?

Wie und wo ein Mensch in seiner letzten Lebensphase versorgt wird, hängt von verschiedenen Faktoren ab. Im Folgenden soll aufgezeigt werden, wie humanes Sterben gelingen könnte, welche Veränderungen realisierbar wären, welche Probleme bestehen.

REFLEXION
- Welche Ideen haben Sie?
- Was könnte in Krankenhäusern verbessert werden?
- Wie könnte Sterbebegleitung in den einzelnen Bereichen verwirklicht werden?
- Was könnten Sie aktiv auf Ihrer Station oder in Ihrem Team verändern?
- Besuchen Sie Hospize oder Palliativstationen, um sich dort zu informieren oder umzusehen. Wäre ein Austausch, z. B. für eine Woche Schnuppern auf der Palliativstation oder im Hospiz denkbar?
- Viele Schüler leisten bereits ihr Sozialpraktikum dort ab. In Hospizinitiativen finden einjährige, kostengünstige Ausbildungen in Sterbebegleitung statt, auch eine Alternative zum kennen lernen.

1 Tod und Sterben in der heutigen Gesellschaft

Tab. 1.1 Humanes Sterben: Möglichkeiten und Probleme. Die Tabelle soll Anregungen für Ideen und Verbesserungsvorschläge in den bestehenden Pflegebereichen geben.

Sterbeorte	Möglichkeits- und Problemanalyse
Zuhause	**Möglich:** Mit Hilfe ambulanter Pflege- und Hospizdienste mit Palliative Care Personal. Größte Ressource: pflegende Angehörige. Hausarzt sollte über Kenntnisse in Palliativmedizin und Schmerztherapie mit Opioiden verfügen oder mit Kollegen/Hospiz kooperieren
	Probleme: 24-Std.-Erreichbarkeit, -Betreuung, -Pflege, z. B. bei akuten Schmerzspitzen, bei Überlastung der Angehörigen, bei speziellen Pflegemaßnahmen, nachts, berufstätige oder entfernte Angehörige können oder wollen das nicht leisten, Sterbebegleitung ist nicht jedem zumutbar, Angehörige verfügen über keine palliativ-pflegerischen Kenntnisse
Hospiz	**Möglich:** Wenn der Betroffene allein lebt oder sich Angehörige überlastet fühlen; 24-Std.-Palliative Care und palliativmedizinische Betreuung in Kooperation mit Hausärzten; Entlastung und Begleitung der Angehörigen sowie Gastzimmer
	Probleme: Aufnahmekriterien, Einweisung über den Kopf des Sterbenden hinweg, sein zu Hause verlassen müssen
Krankenhaus	**Alternative Möglichkeiten:** Raum und Möglichkeiten für sterbende Patienten und deren Angehörige schaffen; Stationen, die vermehrt mit Tod konfrontiert sind, sollten räumlich, z. B. mit einem Wohnzimmer mit Kochnische (Begegnungsstätte/Rückzug), und personell verbessert werden, z. B. durch einige Kollegen mit Palliative Care oder die bereit sind, Sterbebegleitung zu übernehmen, Kooperation mit Schmerz- und Palliativmedizinern; Hospizhelfer/Hospizinitiativen könnten unterstützend, entlastend und begleitend integriert werden; 24-Std.-Versorgung ist gewährleistet
	Probleme: Kostenfaktor, oft bestehen weder räumlich noch personell Ressourcen zur Sterbebegleitung zur Verfügung; fehlendes Bewusstsein und Akzeptanz für die Pflege Sterbender und deren Bedürfnisse
Pflegeeinrichtung	**Alternative Möglichkeiten:** s. Krankenhaus. Auch hier könnten einige Mitarbeiter in Palliative Care geschult werden und im Bedarfsfall bei Sterbebegleitungen eingesetzt werden; Kooperation mit Hospizinitiativen/Ehrenamtlichen zum Begleiten denkbar
	Probleme: Gerade in Pflege- und Altenheimen wird an qualifiziertem Personal gespart; bei der ohnehin knappen Besetzung bleibt nicht die Zeit für die zeitaufwendige Begleitung Sterbender und ihrer Angehörigen
Palliativstation	**Alternative Möglichkeiten:** Möglichkeit Sterbende alternativ zu versorgen, Schmerzeinstellung zu verbessern und ständige Kooperation mit Hospizen zu suchen; hier findet palliative Pflege statt, ehrenamtliche Hospizhelfer sind integriert
	Probleme: Patienten können meist nicht zum Sterben bleiben, sie werden nach Schmerzeinstellung entweder nach Hause oder ins Hospiz verlegt; nicht alle Kliniken verfügen bereits über eine angegliederte Palliativstation
Ambulante Pflege	**Alternative Möglichkeiten:** Ergänzung des Pflegeteams durch Palliative Care Fachkräfte und Zusammenarbeit mit Hospizdiensten; zukünftige Gründung von Palliative Care Teams für die Betreuung Sterbender und ihrer Angehörigen
	Probleme: Die zeitaufwendigen palliativen Pflegemaßnahmen können zzt. noch nicht entsprechend abgerechnet werden (Wie viel Zeit steht für Angehörigengespräche, Anleitung bei Pflegehandlungen oder der Sterbebegleitung zur Verfügung?); nicht alle Hausärzte kennen sich genügend in Palliativ- und Schmerzmedizin aus

KAPITEL 2
Wenn das Leben zu Ende geht – Woran erkennt man das Sterben?

2.1	Die Präterminalphase – Letzte Lebenszeit	8
2.2	Terminalphase – Letzte Tage	10
2.3	Zustand in extremis – Letzte Stunden	11
2.4	Pflege während dem Sterbeprozess	11
2.5	Wann ist ein Mensch tot?	14

2 Wenn das Leben zu Ende geht – Woran erkennt man das Sterben?

Mit dem Tod des anderen muss ich erst lernen zu leben.

Jeder Mensch stirbt seinen Tod auf individuelle Weise. Manche sterben still und unauffällig, andere laut und dramatisch. Nicht selten ist die letzte Zeit gekennzeichnet von inneren Kämpfen, dem Hadern mit dem eigenen Leben oder der Wut auf die todbringende Krankheit. Im Sterben wird noch manches ausgelebt: Menschen, die stets kontrolliert waren, beginnen zu weinen; andere, die mit Religion nie etwas anzufangen wussten, finden zum Glauben. Menschen, die nie an sich selbst dachten, holen im Sterben ihr Defizit an Aufmerksamkeit und Nähe nach. Wieder andere durchleben Dinge, die sie lebenslang zu verdrängen suchten: Sie erleben wieder Kriegsängste (Tür bei Licht offen lassen), Hunger (fragen immer, ob noch Brot da ist) oder traumatische Erlebnisse, z. B. Bettnässer wollen bis zuletzt selbst aufs WC gehen, Frauen, die ein Kind verloren haben, halten tagelang Urin zurück. Es scheint manchmal so, als ob das Leben einen zum Schluss doch noch einholt. Pflegende in der Sterbebegleitung berichten von einem Bewusstwerden dessen, was man im Leben nicht gelebt hat, beziehungsweise wofür es jetzt zu spät ist: „Ich war nie eine Braut!", „Ich war nie Vater!", „Ich wollte doch reisen!" … Anders als frühere Generationen (➤ Kap. 12.1), die plötzlich vom Tod eingeholt wurden, hat der moderne Mensch häufig Zeit, sich mit seinem Sterben und Tod auseinander zusetzen, z. B. durch die erhöhte Lebenserwartung (lange Seniorenzeit), chronische Erkrankungen oder jahrelangen Krebs.

Sterbephasen bedingen Verhalten

Sterben hat seine eigene Zeit. Es kann plötzlich unerwartet, innerhalb von nur wenigen Stunden – über Tage, Monate oder Jahre geschehen. Auch die oben aufgeführten Sterbephasen durchleben Menschen unterschiedlich; der eine wehrt sich gegen seine Diagnose bis zum Ende, der andere kann seinen Frieden damit machen. Nicht jeder Sterbende macht diese Wandlungen durch. Die folgenden typischen **Sterbephasen nach Kübler-Ross** dienen als Orientierungshilfe, da bestimmte Verhaltensweisen im Sterbeprozess häufig zu beobachten sind.

1. Phase: Abwehr – Nicht-wahrhaben-wollen der Diagnose

Diese Zeit kommt einem Schockzustand nahe, man kann die todbringende Diagnose noch nicht glauben. Viele bestehen auf einer Zweitdiagnose, suchen weitere Ärzte auf. Das Verleugnen hilft dem Kranken, die nötige Zeit für die Auseinandersetzung mit der Krankheit zu schaffen.

!Tipp: Verdrängen akzeptieren, nie zur Wahrheit drängen, Fragen zulassen.

2. Phase: Wut

Der Patient empfindet Wut und Trotz gegenüber der Krankheit, gegenüber Gott und der Ungerechtigkeit, von der Krankheit betroffen zu sein. Er ist zornig auf diejenigen, die gesund sind und weiterleben dürfen. Der Kranke nörgelt an vielem herum, ist unzufrie-

2.1 Die Präterminalphase – Letzte Lebenszeit

Die verbleibende Lebenszeit wird über verschiedene Phasen definiert:

Tab. 2.1 Verschiedene Sterbephasen.

Präterminalphase	Jahre, Monate, Wochen
Terminalphase	letzte Tage
Zustand in extremis	letzte Stunden

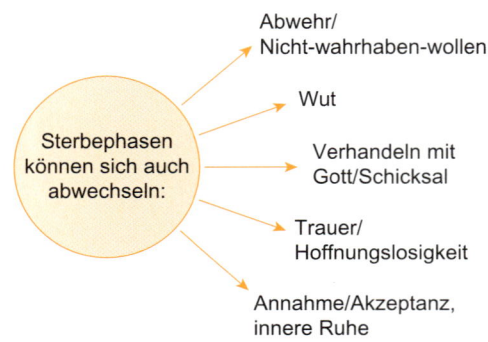

Abb. 2.1 Gefühle und Verhalten während verschiedener Sterbephasen.

den, zieht sich an Kleinigkeiten hoch, macht Mitpatienten oder Pflegenden das Leben schwer, hat unzählige Sonderwünsche, braucht viel Aufmerksamkeit.

!**Tipp**: Geduldig reagieren, die Reaktionen nicht auf sich beziehen!

3. Phase: Verhandeln

In dieser Phase wird die Krankheit/begrenzte Lebenserwartung als unvermeidlich anerkannt. Der Kranke fühlt innerlich die Wahrheit über seinen Zustand, auch wenn er sich nach außen hin anders gibt (z. B. betont fröhlich ist). Mit Ärzten oder Gott wird über etwas mehr Lebensaufschub verhandelt. Man ist bereit für Therapien oder alternative Heilungswege.

!**Tipp**: Nie Hoffnungen zerstören, kongruent sein und ehrlich bleiben bei den Antworten.

4. Phase: Trauern/Hoffnungslosigkeit

In dieser Phase erlebt der Patient Hoffnungslosigkeit und Verzweiflung. Der Verlust des eigenen Lebens wird voll bewusst, die Endgültigkeit des bevorstehenden Todes, des Abschieds von allem, was das Leben ausmachte oder lebenswert machte (Menschen, Dinge, Arbeit, Hobbys, Besitz), wird erlebt. Der Sterbende trauert um sein Leben, dass er unwiderruflich verlieren wird. Es kann sein, dass in dieser Phase letzte Dinge geregelt, Aussöhnung und Frieden gesucht werden, dass Menschen sich in Persönlichkeit und Lebenswerten wandeln (z. B. milde werden, den Glauben suchen). Kennzeichnend ist der Rückzug und die Innenschau des Sterbenden, die eine innere Auseinandersetzung mit dem eigenen Leben und Sterben ermöglichen.

!**Tipp**: Trauer zulassen, Verständnis zeigen.

5. Phase: Annahme

Nicht jeder erreicht diese Phase, in der Sterbende Frieden erlangen und mit vielem ausgesöhnt scheinen. Der Sterbende ist jetzt innerlich und äußerlich ruhig und in Erwartung seines Todes empfindet er weder Hadern noch Kampf, sondern Frieden.

!**Tipp**: Ruhe unterstützen, begleiten durch Berührung, am Bett bleiben oder beruhigende Worte/Gebete sprechen.

> **REFLEXION**
> - Diskutieren Sie die einzelnen Phasen!
> - Machen Sie in Rollenspielen das Verhalten von Patienten und des Pflegenden deutlich, spielen Sie die einzelnen Phasen durch!

Beschäftigt man sich mit den typischen Phasen und Inhalten, so kann man Verhaltensweisen Sterbender besser begreifen und einordnen. Wenn z. B. ein Patient aggressiv ist und vehement an Pflegekräften herumnörgelt, kann man das seiner Wut und Verzweiflung gegenüber seiner Krankheit zuordnen. Erlebt ein Schwerkranker den unaufhaltsamen Verlauf seines Krebses, nimmt man seine Hoffnungslosigkeit und Depression viel eher wahr. Bei langen Begleitungen kann man den Wandel von der Abwehr bis zur Annahme miterleben. Die Beispiele zeigen, wo sich ein Patient emotional befindet, wenn der Pflegende sein Verhalten charakteristischen Phasen des Sterbens zuordnen kann. Darüber hinaus lernt er, sich selbst zu schützen, wenn er ungerechtes oder nervenaufreibendes Verhalten nicht auf sich bezieht.

> **REFLEXION**
> Welche Verhaltensauffälligkeiten können Sie den genannten Phasen zuordnen?

Präterminalzeit

Die **präterminale Zeit** beginnt, sobald ein Mensch die Diagnose einer unwiderruflich fortschreitenden Krankheit, die in **absehbarer Zeit zum Tode führt,** erfährt. Der Sterbeprozess beginnt, wenn dem Betroffenen bewusst wird, dass seine noch verbleibende **Lebenszeit** von jetzt an **begrenzt oder stark bedroht** ist. Was bedeutet, dass man heute viel länger und eher mit der Tatsache des eigenen Todes konfrontiert ist. Manche nutzen die Zeit, um sich mit dem eigenen Tod auseinander zusetzen: Sie legen ihre Beerdigungswünsche und das Testament fest oder versuchen mit aller Kraft noch zu leben, zu reisen – die verbleibende Zeit voll auszuschöpfen. Eine Aussage der Palliative Care lautet: Gehört ist nicht verstanden. Einige hören die tödliche Diagnose und wollen oder können sie einfach nicht wahrhaben: Verdrängen ist ihre Überlebensstrategie, anders ist die Lebensbedrohung nicht auszuhalten.

> **REFLEXION**
> - Besprechen Sie die Definition!
> - Hätten Sie vermutet, dass die prä-terminale (die vorendliche) Phase bereits so früh beginnt?
> - Was kann das konkret für jemanden bedeuten, sich vom Anbeginn der Diagnosestellung mit dem eigenem Tod konfrontiert zu sehen?

Angehörigenbegleitung im Sterben

Verdrängen erleben Pflegende vielfach bei der Begleitung von Angehörigen, die z. B. obwohl ihr Angehöriger im Hospiz ist, lieber von einem Sanatorium sprechen. Sie begegnen den natürlichen Symptomen des Sterbeprozesses mit Vehemenz und Unverständnis: Der Sterbende soll essen oder künstlich ernährt werden, er muss täglich gewaschen sein, er soll mobil und nicht bettlägerig werden. Die Präterminalphase ist also eine Zeit, in der Angehörige Hoffnung und Tiefen ebenso durchleben wie der Betroffene. Angehörige haben Angst vor dem Sterben und Tod des anderen, sehen sich aber gleichzeitig mit der eigenen Endlichkeit konfrontiert.

Insbesondere die letzten Wochen sind durch **typische Probleme in der Angehörigenbegleitung** (➤ Kap. 9) gekennzeichnet, z. B.:
- Unverständnis über weniger Pflegehandlungen bzw. nicht sichtbare Pflege, wie täglich das Bett frisch beziehen, stündlich zu lagern, nicht zum Essen „zwingen"
- Angst vor zunehmender Sterbesymptomatik (veränderte Atmung, Unruhe)
- Wesensveränderungen: „Ich erkenne meinen Mann gar nicht wieder"
- Entsetzen, wenn ein Sterbender ins Kindliche regrediert, sich auskleidet/nach Mama ruft
- Unverständnis über nachlassende Lebenskraft – warum der Sterbende immer weniger „zum Leben benötigt", wie z. B. Essen, Trinken, Kontakt
- Unverständnis über Schlafbedürfnis, Rückzug, kein Besuch wollen
- Kampf gegen Bettlägerigkeit – bis zuletzt „aus dem Bett zerren, in Sessel setzen"
- Ekel/Vorwürfe über Inkontinenz, sich entblößen
- Tag/Nacht beim Sterbenden sein – oder plötzliches Wegbleiben

> **REFLEXION**
> - Welche Erfahrungen haben Sie mit Angehörigen gemacht?
> - Welche Verhaltensweisen würden Sie als typisch bezeichnen?
> - Wie verhalten Sie sich?

> **Palliative Care – Pflegetipps**
> - **Achtung Schocksituation!** Auch wenn Angehörigen letztlich klar ist, das der andere stirbt, so sind sie doch überrascht, wenn es dann passiert: „Ich weiß ja, dass sie stirbt, aber doch nicht jetzt, nicht schon heute!"
> - Nie auf Zeitangaben einlassen, wann jemand stirbt! Niemand weiß, wann jemand genau sterben wird.
> - Bei der telefonischen Benachrichtigung, dass jemand verstorben ist, Ruhe bewahren und Worte bedenken! Wir überbringen in diesem Telefonat eine Hiobsbotschaft!
> - Wollen Angehörige bei Verschlechterung informiert werden, vorsichtige Formulierungen wählen: Ich denke, der Zustand hat sich verändert, ich weiß nicht in welche Richtung.

2.2 Terminalphase – Letzte Tage

Terminalphase werden die letzten Lebenstage genannt, in denen sichtbar der Sterbeprozess im Sinne vom Ende des Lebens zu beobachten ist. Eine Reihe von Symptomen und Verhaltensweisen kennzeichnet dies, etwa zunehmende Schwäche, Verwirrtheit oder In-sich-gekehrt-Sein.

> **REFLEXION**
> - Besprechen Sie die Terminalphase!
> - Gehen Sie dabei auf die oben aufgeführten Aspekte ein.
> - Tragen Sie eigene Inhalte und Erfahrungen zur Veranschaulichung bei!

Tab. 2.2 Häufig beobachtbare Symptome/Veränderungen im Sterbeprozess

Körperlich	Psychisch
Schmerzen, Inkontinenz, Immobilität, Bettlägerigkeit, enormes Schlafbedürfnis, Frieren, kalte Extremitäten oder Schwitzen, sich abdecken und auskleiden, veränderte Atmung (Rasselatmung, Atempausen), marmorierte Haut	Angst vor dem Tod/dem Danach, Unruhe – aus dem Bett wollen, herumnesteln, Verwirrtheit, gestikulieren, vor sich hinreden, Blick ins Jenseits, innere Kämpfe, Wunsch zu sterben, Hoffnungslosigkeit, Depression, Hadern mit Gott, Aggressionen, kindliche Reaktionen, Stimmungsschwankungen, Ruhe, Rückzug
Sozial/umgebungsbezogen	**Spirituell**
Wenig oder keine Kommunikation, Kontaktabbruch zu Angehörigen, stille Kommunikation durch Blicke, Lächeln, Gesten, Mimik bei Schmerzen, Besucher sind Belastung – stören Bedürfnis nach Innenkehr, fühlen sich oftmals von Angehörigen bedrängt („du musst essen, warum schläfst du soviel") oder können nicht gehen, weil Angehörige nicht loslassen; Angst davor, einsam/im Krankenhaus/Heim zu sterben, Angst, abgeschoben zu werden, Bedürfnis, seine letzten Dinge regeln zu wollen, mit anderen seinen Frieden machen, Vergebung suchen, letzte Wünsche, z. B. jemanden noch einmal zu sehen, Rückzug: keiner soll etwas vom Kranksein und Sterben mitbekommen	Hadern mit Gott/seiner Religion, Suche nach Sinn oder Antworten, verstärkte spirituelle Bedürfnisse wie Beten, Meditieren, seelisch-spirituellen Beistand, sein Herz erleichtern wollen/Beichten, Krankensalbung oder Segen empfangen, Rituale und Symbole gewinnen an Bedeutung (Licht, Schutzengel, Heiligenbildnis), Vergebung suchen für Fehler im Leben, Ungewissheit über das, was (danach) noch kommt, Wünsche zum Begräbnis, Trauern, Abschieds-, Trennungs- und Verlustschmerz (das Leben verlieren, die Frau verlassen, Kinder zurücklassen), Schuldgefühle, Scham, Sorge Schulden zurückzulassen, aber auch Frieden finden, Gelassenheit, Annahme des Todes

2.3 Zustand in extremis – Letzte Stunden

In den letzten Stunden verstärken sich Symptome:
- Atempausen, Rasselatmung, Schnappatmung – oftmals belastend für die Begleiter, nicht aber für den Sterbenden; durch das Nachlassen des Schluckreflexes und Flüssigkeitsansammlung entsteht natürliches Rasseln, das nicht durch Absaugen beseitigt werden kann oder sollte
- Kalte Extremitäten, marmorierte blasse Haut
- Offener Mund
- Blick ins Jenseits, Augen nach oben gerichtet
- Inkontinenz
- Somnolenz, Bewusstseinseintrübung, präfinales Koma
- Spitze Nase und Kinn „Todesdreieck"

Es ist wichtig, Angehörige über die natürlichen Symptome des Sterbens aufzuklären, um ihnen Ängste zu nehmen. Viele sorgen sich, dass der Sterbende erstickt oder leidet – als hilfreich hat sich dabei eine informative Broschüre „Die letzten Tage und Stunden" erwiesen, die Angehörigen mitgegeben oder im Zimmer ausgelegt werden kann, so dass sie Zeit haben, sich alleine damit zu beschäftigen oder zu Hause zu lesen.

(Husbø B. und S.: Infoheft. Die letzten Tage und Stunden. Palliative Care für Schwerkranke und Sterbende. 2001)

> **REFLEXION**
> - Tauschen Sie sich über eigene Erfahrungen aus!
> - Welche Symptome können Sie bestätigen?
> - Wie haben Sie diese Symptome empfunden?

2.4 Pflege während dem Sterbeprozess

Pflege in den letzten Lebenstagen und Stunden bedeutet etwas ganz anderes, als das, was man in der kurativen Krankenpflege gelernt hat. **Pflegetätigkeiten erhalten im Sterben einen anderen Schwerpunkt,** was anfangs bei palliativ unerfahrenen Pflegenden, Schülern, Hospizpraktikanten und Angehörigen häufig auf Unverständnis stößt. In der Sterbebegleitung muss man lernen, umzudenken, kreativ,

Tab. 2.3 Umdeuten von Pflege

Gewohnte Pflegemaßnahmen	Palliative Pflege
Patient muss morgens früh gewaschen werden, das Bett frischbezogen sein; alles muss für Besucher und Kollegen nach umfassender Grundpflege aussehen	Sterbender kann solange schlafen, wie er will; Pflegemaßnahmen orientieren sich am aktuellen Befinden des Patienten; Grundpflege kann bedeuten, auch mal „Katzenwäsche" anzubieten – oder nur das Notwendigste am Patienten zu tun, z. B. nur Hände, Gesicht und Intimpflege; täglich neue Wäsche anzuziehen, bedeutet meist enorme Kraftanstrengung, viele wollen Lieblingskleidung tragen (Fleecejacke) oder es müssen T-Shirts hinten aufgeschnitten werden, weil der Patient aufgrund von Schmerzen unbeweglich ist; Bettenmachen und Pflege kann z. T. nur nach vorheriger Schmerzmittelgabe erfolgen; Patient und Bett sehen nicht unbedingt wie aus dem Ei gepellt aus – aber ist das so wichtig?
Die prophylaktische Lagerung des Patienten wird durch das Lagerungsprotokoll noch unterstrichen	Sterbender bevorzugt Kuschellagerung mit Stillkissen oder andauernder Rückenlagerung (erhöht sein Wohlbefinden), andauerndes Umlagern bereitet Schmerzen
Das Patientenzimmer ist aufgeräumt und im hygienischen Sinne für Pflegemaßnahmen eingerichtet, aber angefüllt mit Pflegeartikeln zum Verbandswechsel und Pflegeutensilien	Das „Sterbezimmer" ist der letzte Lebensort; Pflegeartikel sind „unsichtbar" in Schubladen – Vorrang haben Lieblingsgegenstände, Pflanzen, Mobiliar und Farbe, die eine gemütliche, geborgene Atmosphäre vermitteln
Essen und Trinken werden mit Essenszetteln vorausplanend entsprechend dem Wochenspeiseplan ausgefüllt; mit einem Tablettsystem werden Speisen dem Patienten „vorgesetzt"	Essen und Trinken lassen im Sterbeprozess nach; Übelkeit, Widerwillen gegen Speisen und Appetitlosigkeit herrschen vor; es werden nur noch kleinste Speisen, aber individuell nach dem Wunsch des Patienten besonders appetitlich zubereitet (das Auge isst mit!); meist werden sie nicht einmal aufgegessen
Besuchszeiten, feste Pflegeabläufe	Angehörige können Tag und Nacht kommen oder übernachten; Pflegemaßnahmen können verschoben werden, wenn Besuch wichtiger ist
Verbandswechsel steril und nach Schema	Verband soll für den Patienten ansehnlich aussehen; bei übelriechenden, aufwendigen Verbandswechseln wird mit Düften gearbeitet, der Patient hilft mit; Verbandswechsel kann auch als Brücke zum Gespräch über den wachsenden Tumor verstanden werden

situations- und bedürfnisorientiert zu pflegen: Ein Sterbender hat nicht mehr die Kraft, sich lehrbuchgemäß ausführlich waschen zu lassen. Das stündliche Umlagern zur Dekubitusprophylaxe bereitet ihm nur zusätzliche Schmerzen. Das Pflegeziel, den Patienten zu mobilisieren, entspricht nicht mehr seinem Gesundheitszustand – vielmehr gilt es, ihm seine Bettlägerigkeit und das Nachlassen seiner Kräfte zuzugestehen.

Diese Umdeutung von guter Pflege, bei der weniger Pflege nicht schlechte Pflege, sondern das Loslassen von strikten Pflegekonzepten beinhaltet, heißt in der Pflegepraxis auch, bisherige Vorstellungen abzugeben und sich auf unbekanntes Pflegeterrain einzulassen.

REFLEXION
- Überdenken Sie, wie Sie selbst es empfinden, wenn ein von Ihnen betreuter Patient z. B. zwei Tage nicht gewaschen werden will oder wenn er sein Lieblings-T-Shirt tagelang anbehalten möchte?
- Wenn Sie auf seine Wünsche eingehen oder auf das Ablehnen Ihrer Pflegangebote stoßen, wie geht es Ihnen damit? Haben Sie dann schlecht gepflegt?
- Können Sie Ihre Pflegemaßnahmen hinter die Bedürfnisse des Patienten stellen?
- Fühlen Sie sich manchmal als schlechte Pflegende, wenn Angehörige nicht verstehen, warum Sie z. B. das Bett nicht gemacht haben oder der Patient nicht gegessen hat?
- Nennen Sie Beispiele aus Ihrer Pflegepraxis!

Stille Pflege

Die Pflege Sterbender bedeutet eine stille, kontinuierlich begleitende, sich in den Sterbenden und seine Bedürfnisse hineinfühlende Fürsorge. Je länger man jemanden kennt und pflegt, desto besser kann man sich im Sterben in ihn hineinversetzen. Dann weiß man, was seine Lieblingsmusik war und stellt sie leise an, legt ihm den Engel in die Hand, der ihm Trost gespendet hat, lässt die Tür offen, weil die Alltagsgeräusche ihn stets beruhigt haben. Intensive Pflege geschieht, wenn der Sterbende ohne Worte verstanden und für ihn gesorgt wird, auch wenn er nicht mehr sprechen kann oder mag, wenn der Blick ins Jenseits gerichtet ist und der Pflegende still am Bett sitzt oder ihn vorsichtig berührt, um zu beruhigen, wenn jemand mit dem Tod ringt. Da zu sein, zu bleiben bis zum Schluss, auszuhalten mit dem Sterbenden, bis dieser seinen letzten Atemzug geschafft hat – all das ist palliative Pflege, die dazu beiträgt, dass „gutes Sterben" gelingen kann.

REFLEXION
Veranschaulichen Sie sich Begriff und Inhalte stiller Pflege!

Pflegetipps

Einen Menschen bis zuletzt professionell und fürsorglich zu begleiten, heißt sich in seine Bedürfnisse hineinzuversetzen und ggf. Abhilfe zuschaffen: Was könnte dem Patienten jetzt gut tun? Was würde man sich selbst wünschen, wenn man friert? Was

Tab. 2.4 Verschiedene Sinne gewinnen im Sterbeprozess an Bedeutung. Es gibt Möglichkeiten die „neuen" Sinnesbedürfnisse zu unterstützen.

Gerüche können die Atmosphäre und Stimmung positiv beeinflussen	Duftlampe, Duftöle, Lieblingsparfum. Vertraute Gerüche von zu Hause mitbringen lassen, z. B. eigene Bettwäsche, Nachtzeug, frische Luft. Rücksicht: nicht jeder mag Aromadüfte oder ätherische Öle; Gerüche können Übelkeit auslösen: Speisedüfte, starkes Parfum, Raucherkleidung
Atmosphäre von Geborgenheit und zu Hause	Vertraute Bilder, Fotos, persönliche Gegenstände in Sicht- und Reichweite oder ins Bett legen, z. B. Kuscheltier, Engel, Rosenkranz, Pflanzen, Lieblingsblumen, Lieblingskleidung oder Bettwäsche
Geschmackssinn anregen	Gummibärchen, gefrorene Fruchtsaftstücke. Achtung: Mundpflege nicht mit unangenehmen Mundspüllösungen, nicht jeder mag Butter mit Honig; am bewährtesten ist eine Sprühflasche mit Wasser
Berühren/Kontakt/Halt schenken	Bewusst professionell berühren, d. h. vertraute Berührungen wiederholen, Erspüren individuellen Wunsch nach Nähe/Distanz – Vermitteln von Schutz, menschlicher Wärme, Trost, Halt und Geborgenheit
Wärmen/Frieren	Wärmflasche, Körnerkissen, Wolldecke, Socken, Bettschuhe, Moorkissen, wärmende Kurzmassage
Schwitzen	Kalter Waschlappen auf Stirn, kalt abwaschen, leichte oder keine Decke, nicht aufs Zudecken bestehen, sich abdecken oder auskleiden zulassen, Angehörigen erklären
Augen halb geöffnet/Blick ins Jenseits	Licht im Zimmer entweder dämpfen oder freien Blick in Himmel ermöglichen
Hörsinn bleibt bis zuletzt. Dient als Medium zur Außenwelt, wenn sich der Patient zurückzieht Vertraute Geräusche vom Flur, Tagesablauf, bekannte Stimmen von Pflegenden	Tür offen lassen, Patient ansprechen, z. B.: „Frau H., ich bin's, Schwester Anne"; Lieblings-CD's leise anstellen, Gebete sprechen, Zuspruch schenken oder Schweigen, stilles Begleiten, mit dem Sterbenden aushalten

mochte der Patient gern? Würdevoller, gelingender Sterbebeistand ist vor allem durch das Vermitteln von Geborgenheit und das Gefühl geprägt, gehalten zu werden und nicht allein gelassen zu werden. Hierzu werden Elemente der Aroma- und Musiktherapie, der Basalen Stimulation als auch gängige Hausmittel eingesetzt (> Tab. 2.4).

2.5 Wann ist ein Mensch tot?

Sterben wird als Vorgang des Erlöschens der Lebensfunktionen, an deren Ende der Tod steht, oder als die letzte natürliche Lebensphase des Menschen bezeichnet. Der Tod bedeutet das **Ende des menschlichen Lebens.**

Man unterscheidet zwischen **unsicheren Todeszeichen:** Abkühlen der Extremitäten, Hautblässe, keine erkennbare Atmung oder Puls; und **sicheren Anzeichen:** Totenflecken, Totenstarre, starre Pupillen, Fäulnisgeruch. Der Arzt erklärt den Tod eines Menschen indem er den irreversiblen Atem- und Kreislaufstillstand, durch den auch das ZNS abstirbt, als Herztod feststellt. Daneben gibt es den **klinischen Tod:** völliger Kreislaufstillstand, der jedoch durch Reanimation reversibel ist. Der **Hirntod** bedeutet, dass die Gesamtfunktion des Gehirns irreversibel ist. Parallel kann durchaus das Herz-Kreislauf-System künstlich erhalten werden, z. B. für Organtransplantationen. Als **biologischer Tod** wird das Ende aller Organ- und Zellfunktionen verstanden.

KAPITEL 3
Auf das Sterben eingehen – Spezielle Pflege

3.1	Palliative Care	16
3.2	Körperliche Probleme und Bedürfnisse Sterbender	17
3.3	Psycho-soziale Bedürfnisse und Probleme	26
3.4	Sterbebegleitung	29
3.4.1	Wahrheit am Krankenbett	30
3.4.2	Hoffnung	32
3.4.3	Zeit	33
3.4.4	Religion und Spiritualität	34

3 Auf das Sterben eingehen – Spezielle Pflege

3.1 Palliative Care

Die Pflege Sterbender bedeutet, sich von routinierten Pflegemaßnahmen zu lösen – Flexibilität, Phantasie und Spontaneität sind gefragt.

Die spezielle Pflege, Begleitung und Betreuung von unheilbar kranken und sterbenden Patienten wird unter den Begriffen **Palliative Care** *(lat. Pallium = ummanteln, umsorgen* und *care = Sorge, Pflege)* zusammengefasst. Laut WHO-Definition beinhaltet Palliative Care die umfassende und angemessene Versorgung Schwerkranker, Sterbender und ihrer Angehörigen. Nicht mehr Gesundung, Rehabilitation oder Lebensverlängerung – wie in der kurativen Pflege, sondern Lebensqualität bis zuletzt ist das Ziel. An erster Stelle stehen hierbei die Schmerztherapie (> Kap. 6), erfolgreiche Schmerzlinderung sowie Symptomkontrolle, um qualvolles Leiden zu vermeiden und um ein würdiges, schmerzfreies und bewusstes Sterben zu ermöglichen. Der Schwerpunkt der ganzheitlichen palliativen Pflege und medizinischen Therapie liegt auf Lebensqualität, nicht Lebensverlängerung. Es gilt, Hilfe *im* Sterben, nicht zum Sterben zu gewähren. Das bedeutet, gezielt auf die Bedürfnisse und charakteristischen Symptome Sterbender einzugehen. Palliativpflege beachtet nicht allein körperliche und krankheitsbedingte Beschwerden, sie geht ebenso auf psychische, soziale und spirituelle Bedürfnisse ein. So ist Pflege nicht gleich Pflege. Palliative Care bedeutet eine Spezialisierung auf die besondere Pflegeproblematik Sterbender. Pflege beinhaltet hier oftmals schon kleinste Hilfestellungen: Unterstützung bei alltäglichen Kleinigkeiten, die aber für den Menschen in seiner letzten Lebenszeit wie unüberwindbare Hindernisse erscheinen. Palliativ pflegen bedeutet, auf die Situation des Sterbenden Rücksicht zu nehmen, sich ganz auf den Patienten einzustellen, sich einzufühlen in die besondere Situation seiner begrenzten Lebens- und Sterbezeit. Für Pflegende heißt das, sich von gelernten, routinierten Pflegemustern, von Kontraindikationen und therapeutischen Beschränkungen zu lösen.

Ein Beispiel: Während Krebspatienten mit Strahlenfeldern auf der Haut keinesfalls gebadet werden sollten, dürfen Patienten, die nicht mehr therapiert werden können, gerne ein Bad nehmen, wenn das ihr Wohlbefinden steigert. Ist Rauchen im Krankenhaus verboten, so wird im Hospiz mit dem Patienten zusammen eine Zigarette geraucht. Bekannte Pflegemaßnahmen und -konzepte treten bei der Pflege Sterbender in den Hintergrund, jetzt sind Flexibilität, Phantasie und Spontaneität gefragt.

Palliative Pflege beginnt bereits bei der Grundpflege. Allein der Anspruch, sich nur etwas frisch zu machen statt zu waschen, den Schlafanzug zu wechseln oder gelagert zu werden, können für den Sterbenden eine Höchstleistung darstellen. Schon kleinste Anstrengungen oder einfache Pflegemaßnahmen rufen Erschöpfungszustände hervor. Aus diesen Gründen sollte die Pflege immer patientenorientiert sein. Man richtet sich nach der Tagesverfassung und den Wünschen des Kranken; das kann heißen, an einem Tag ist vielleicht gar nichts möglich, man erfrischt dem Patienten nur das Gesicht oder lässt ihn ganz in Ruhe – am nächsten Tag verspürt der Sterbende vielleicht den Wunsch und die Kraft, sich baden zu lassen. Zu den Aufgaben der Pflegenden gehört es vor allem, sich in die Situation des Sterbens und des damit verbundenen wechselhaften körperlichen und psychosozialen Befindens einzufühlen. In der Zeit des Sterbens hat der Patient gute und schlechte Tage; mal ist er schmerzfrei, mal ist er depressiv, mal fröhlich, mal müde und kraftlos. Vor allem gilt es, schmerzpräventiv, symptomorientiert zu pflegen. Beinahe alle unheilbaren Krankheiten sind mit dauerhaften Beschwerden verbunden. Für die Pflegepraxis bedeutet das:

- Pflegebedingte Schmerzen vermeiden; anstehende Pflegemaßnahmen immer auf ihre Notwendigkeit überprüfen: Ist der Verbandswechsel täglich notwendig? Kann das Umlagern des Patienten durch eine Antidekubitusmatratze vermieden werden?
- Grund- und Behandlungspflege zeitlich geballt durchführen, so dass der Patient danach Ruhe hat.
- Möglichst unaufwendige Pflege durchführen; spontan und flexibel auf Patientenwünsche reagieren: statt Duschen nur einen Waschlappen für das Gesicht reichen.
- Ruhepausen mit einplanen, sich dem Tempo des Patienten anpassen.
- Mehr Zeit als gewöhnlich bei den Pflegemaßnahmen einplanen.

3.2 Körperliche Probleme und Bedürfnisse Sterbender

- Patienten die Erlaubnis geben, Pflegeangebote ablehnen zu dürfen.
- Den Patienten so gut es geht in die Pflege mit einbeziehen und wenn möglich daran beteiligen. Beispiel Waschen: was der Patient noch kann und auch tun möchte, sollte er machen dürfen.
- Selbstständigkeit und Selbstbestimmung des Patienten weitestgehend erhalten und fördern. Beispiel: private Waschlotion oder Nachtwäsche benutzen; die Patientin fragen, welches Nachthemd sie heute möchte.
- Nicht der Patient richtet sich nach dem Pflegealltag, sondern umgekehrt: Die palliative Pflege orientiert sich an der körperlichen, seelischen und krankheitsbedingten Tagesverfassung des Patienten.

REFLEXION
Finden Sie eigene Beispiele! Berichten Sie über palliative Pflegesituationen! Stellen Sie den einzelnen Punkten der obigen Liste das Pflegeverhalten im Klinikalltag gegenüber! Erarbeiten Sie die Unterschiede der Pflege bei kurativen und palliativen Patienten! Üben Sie sich im Umdenken der Pflegeschwerpunkte bei Sterbenden.

Schwerkranke und Sterbende haben verständlicherweise andere Bedürfnisse als Patienten nach einer Operation oder akuten Krankheit mit Heilungschancen. Zumeist treten aufgrund der progredierenden Erkrankung und des Sterbeprozesses einerseits charakteristische körperliche und krankheitsbedingte Probleme und Symptome, andererseits besondere psychische und soziale Bedürfnisse auf. Palliative Pflege geht dabei sowohl auf die körperliche, als auch die psychosoziale Problematik des Sterbenden ein.

Spezielle Pflege bei Schmerz

Mit Hilfe der Schmerztherapie (➤ Kap. 6) wird gezielt auf die Schmerzsituation des Sterbenden eingegangen (Schmerz- und Symptomkontrolle, schmerzpräventiv pflegen). Für die Medikamentengabe ist hierbei die **Applikationsart** von Bedeutung. Dem Patienten sollten Medikamente möglichst schmerzfrei verabreicht werden: Tabletten, Tropfen oder Zäpfchen werden anstelle häufiger Injektionen oder Infusionen bevorzugt. Viele Patienten verfügen jedoch über einen Port. Es gilt, sich jeweils dem Pati-

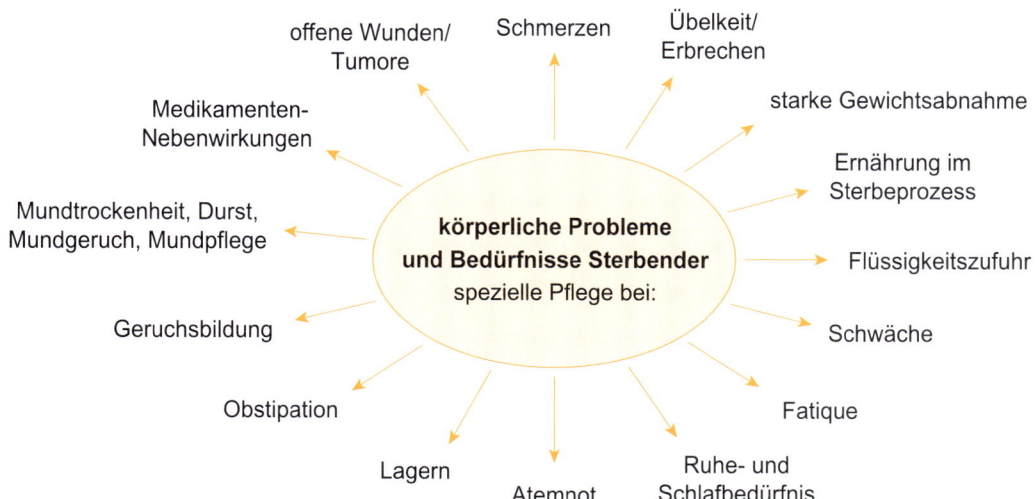

Abb. 3.1 Mind Map – Körperliche Probleme und Bedürfnisse Sterbender

entenvermögen anzupassen: Kann ein Patient nicht mehr schlucken, dann sind wiederum z. B. Morphinspritzen besser als die orale Gabe. Besonders patientenfreundlich sind Schmerzpflaster, d. h. Morphinpflaster (TTS-Pflaster – Transdermale Therapeutische Systeme), die ihren Wirkstoff kontinuierlich bis zu 72 Stunden über die Haut abgeben, da sie weniger Übelkeit oder Obstipation als Nebenwirkung aufweisen.

Anwendung der TTS-Pflaster: Bevor das Schmerzpflaster (als Fentanyl- oder Durogesic-Pflaster in verschiedenen Wirkgrößen) aufgeklebt wird, sollte die Hautregion (oberer Brustbereich oder Rücken) mit Wasser gereinigt und trocken sein. Nach Ablösen der Schutzfolie muss das Pflaster für 30 Sekunden an den Pflasterrändern fest aufgepresst werden. Bei Pflasterwechsel sollte eine andere Hautstelle gewählt werden. Bei Dosiserhöhungen können entsprechende Pflaster nebeneinander geklebt, oder durch ein größeres ersetzt werden.

Spezielle Pflege bei Medikamenten-Nebenwirkungen

In der klassischen Schmerztherapie werden von vornherein bekannte oder zu erwartende Medikamenten-Nebenwirkungen durch eine entsprechende Begleitmedikation, z. B. Antiemetika, ausgeschaltet. Typische Nebenwirkungen, aber auch klassische Symptome bei Krebspatienten sowie nach Strahlen- oder Chemotherapie sind
- Übelkeit und Erbrechen,
- Appetitlosigkeit,

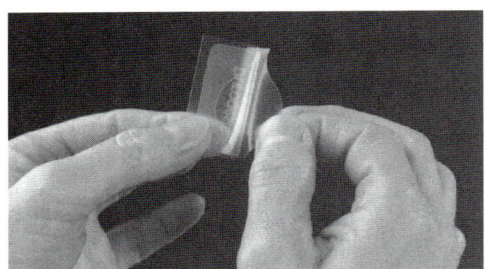

Abb. 3.2a Ablösen der Schutzfolie

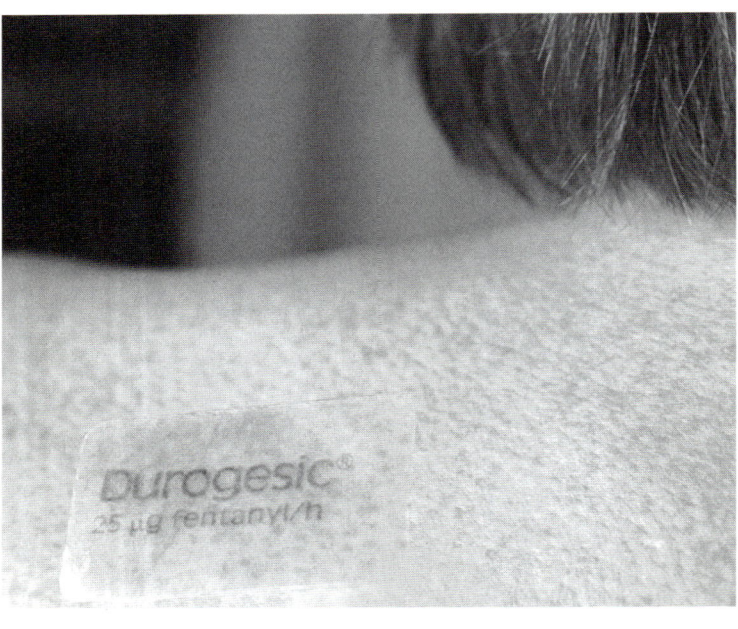

Abb. 3.2b Aufkleben des Pflasters

3.2 Körperliche Probleme und Bedürfnisse Sterbender

- Mundtrockenheit, Durst und
- Obstipation.

Wichtig bei typischen Nebenwirkungen ist vor allem die Aufklärung des Patienten. Zu Beginn der Schmerztherapie können Übelkeit und Erbrechen nur in der Anfangsphase (initial) auftreten, dann aber abklingen. Ist der Kranke jedoch darüber informiert, kann er sich darauf einstellen. Auf diese Weise können von vornherein Ängste vermindert und besprochen werden.

Spezielle Pflege bei Übelkeit und Erbrechen

Beinahe 60% aller Krebspatienten mit fortgeschrittenem Tumorwachstum und ca. 40% der sterbenden Patienten leiden an Übelkeit und Erbrechen. Beide Symptome sind hartnäckig und erhöhen den Leidensdruck des Patienten.

Mögliche Ursachen:
- Tumor, Tumorwachstum, Metastasen, Druck auf Organe oder Magendarmtrakt
- Nebenwirkungen von Opiaten oder Analgetika
- Nachwirkungen von Zytostatika oder Strahlentherapie
- Psychische Gründe, Ängste („Kloß im Hals"), Abneigung gegen Essen, Gerüche, widerwillige Nahrungsaufnahme.

Ziel ist es, die Lebensqualität des Patienten in jedem Fall wieder zu verbessern und eine deutliche Symptomlinderung zu erreichen. Sind trotz Medikamenten dauerhaft Magendruck oder Übelkeit vorhanden, kann das Legen einer **Entlastungsmagensonde** (perkutan-endoskopische Gastrostomie, kurz PEG-Sonde) durch die Bauchdecke erhebliche Linderung bewirken. Auf diese Weise kann ein kontinuierlicher Druck gelindert werden und Flüssigkeit über die Sonde in einen Sekretbeutel ablaufen, bei akutem Bauchdruck oder Völlegefühl kann mit Hilfe einer 50-ml-Spritze Sekret abgezogen werden. Bessert sich die Symptomatik, kann die Sonde bei Bedarf abgestöpselt werden. Manche Patienten empfinden allerdings Schlauch und Beutel als störend. Zum einen fühlen sie sich in ihrer Bewegungsfreiheit eingeschränkt, zum anderen empfinden sie den Beutel für sich selbst oder Angehörige und Besucher unästhetisch.

Auch wenn weitestgehend auf medikamentösen Weg eine Besserung der Symptome erreicht werden kann, kommt vor allem den Pflegenden eine Schlüsselrolle zu, um den Schwerkranken bei den quälenden Symptomen zur Seite zu stehen. Aus eigenen Krankheitserlebnissen, die von Übelkeit und Erbrechen begleitet waren, weiß man, wie hilfreich und tröstlich es ist, einen verständnisvollen Menschen an seiner Seite zu haben, den Kopf gehalten und einen feuchten Waschlappen gereicht zu bekommen. Beruhigung und Mitgefühl mit dem oft stunden- oder tagelangen Übel- und Unwohlsein helfen dem Kranken ebenso wie Rücksicht auf das Schamgefühl, welches die Situation des Erbrechens oft mit sich bringt. Bei **angstbedingtem (psychogenem) Erbrechen** ist es wichtig, sich Zeit zu nehmen und sich ans Bett zu setzen. Durch Gespräche können Gründe für die Übelkeit aufgedeckt und möglicherweise gemildert werden. Fühlt der Patient sich beispielsweise gedrängt, Nahrung zu sich zu nehmen, obwohl er unter Appetitlosigkeit leidet? Welche Ängste beschäftigen den Patienten? Lassen sich dafür hilfreiche Bilder finden, wie: „Ich will das hier alles (das Sterben, den Krebs) nicht hinnehmen, nicht schlucken."

> **Palliative Care – Pflegetipp**
> - Patientenzimmer vor Gerüchen schützen; nach Mahlzeiten oder Pflegemaßnahmen, die mit Geruchsbildung einhergehen, regelmäßig lüften; Duftlampen und Duftöle benutzen.
> - Den Patienten deutlich machen, dass man bemüht ist, seine Übelkeit zu beseitigen und ggf. mehrere Antiemetika auszuprobieren.

Spezielle Pflege bei Appetitmangel

Unheilbare Krankheiten und die Terminalphase (➤ Kap. 2.2) bringen Appetitlosigkeit und starke Gewichtsabnahme mit sich. Appetitlosigkeit (Anorexie) und Auszehrung (Kachexie) sind deshalb kennzeichnend für Sterbende. Der Schwerkranke verspürt kaum noch Hunger, eher Abneigung und Lustlosigkeit gegenüber Speisen. Essensdüfte erzeugen oftmals Übelkeit. Dass der Sterbende nicht essen mag, man ihn mit nichts zum Essen beispielsweise seines Lieblingsgerichtes oder süßer Speisen verführen kann, dass er zusehends vor den Augen der Angehörigen und Pflegenden an Gewicht verliert, stellt für den Patienten oft weit weniger eine Belastung dar als für seine Mitmenschen. Essen verkörpert neben seinem Nährwert vor allem Genuss- und Symbolwert für Lebensqualität und Gesundheit. Die Volksweisheit „Essen hält Leib und Seele zusammen" spiegelt diese Auffassung anschaulich wider. Viele Angehörige sind verzweifelt darüber, dass der Kranke nicht mehr richtig isst, dass er auf nichts Appetit verspürt, dass er erschreckend abmagert. Essen wollen – wieder Appetit haben – sind deutliche Zeichen der Gesundung. Gefühle der Hilflosigkeit und Ohnmacht entstehen, wenn man bewusst akzeptieren muss, dass es diesen Weg des Wieder-gesund-Werdens im Sterben nicht mehr gibt. Es mutet schwer an, sich damit abzufinden, dass ein sterbender Mensch nicht mehr viel Nahrung braucht, ein sterbender Körper nur noch wenig Energie zum Leben bedarf. Vielleicht bedeutet es unbewusst, einen Menschen aufzugeben, wenn man ihm nichts mehr zu essen gibt. Dagegen wehren die Pflegenden sich innerlich stärker, als zu akzeptieren, dass ein Sterbender tatsächlich kaum noch Hunger verspürt.

Ursachen für Appetitmangel:
- Geringerer Kalorienbedarf
- Fortschreiten der Krankheit und der damit einhergehenden Symptome (Übelkeit, Obstipation, Metastasen)
- Tumoren, Verengungen in Mund, Speiseröhre, Magen-Darm-Trakt, Schluckbeschwerden, verminderte Geschmacksempfindungen
- Nach-/Nebenwirkungen von Medikamenten, Strahlen- und Chemotherapie
- Psychisch bedingt: Nahrungsverweigerung, sich krank fühlen, der Wunsch zu sterben

In der palliativen Pflege wird versucht, auf die besondere Ernährungssituation des Sterbenden einzugehen. Wiederum gilt als Richtlinie der Wunsch des Patienten, nicht der seiner Angehörigen oder der Pflegenden und Ärzte – nicht andere sollten über den Kopf des Patienten hinweg entscheiden, was gut für ihn ist.

Hilfestellungen oder Angebote:
- Vorlieben und Abneigungen bestimmter Speisen besprechen.
- Wunschkost anbieten: nachfragen, worauf der Patient Appetit haben könnte.
- Angehörigen anbieten, selbst Essen, das der Patient von zu Hause kennt, mitzubringen oder in der Stations- oder Wohnküche zu kochen (Lieblingsessen).
- Das Essen geschmackvoll zubereiten (das Auge isst mit), auch passierte Kost kann appetitlich angerichtet sein.
- Fettreiche und stark gewürzte Speisen vermeiden.
- Nur kleine Portionen zubereiten, die der Kranke auch schaffen kann (Kinderportion).
- Essen mundgerecht zubereiten, mehr flüssig-breiige Nahrung anbieten (Kartoffel- oder Gemüsebrei, Puddings, Eis, Suppen, Babykost aus Gläsern).
- Geschmackvolle Getränke anbieten: Milch, Obstsäfte, Malzbier oder Cola.
- Statt fester Nahrung Suppen oder flüssige Speisen anbieten (Brühe, süße Suppen).

Einstellung Angehöriger zur Ernährung

Für Angehörige, Pflegende aber auch den Patienten selbst bedeutet die Aufklärung darüber, dass im voranschreitenden Krankheitsverlauf die genannten Symptome durchaus *normal* sind, eine gewisse Erleichterung. Auch wenn nur wenig oder gar keine Nahrung mehr zu sich genommen werden mag, reicht das für den Sterbenden aus: der Körper weist keinen großen Energiebedarf mehr auf, vielmehr sinkt der Kalorienbedarf im Sterbeprozess. Oft ist es wichtig, dem Sterbenden die Erlaubnis zu erteilen, dass er nichts zu essen braucht, wenn er keinen Appetit oder Hunger mehr hat. Hierbei spielen auch die **Angehörigen**, welche sich mit dem Essen um den Sterbenden bemühen und kümmern wollen, eine nicht unerhebliche Rolle. Viele Angehörige fühlen sich hilflos in der Situation, dass der Sterbende nicht(s) mehr mag. Häufig genug drängen sie, das mitgebrachte Lieblingsessen doch wenigstens zu probieren und sind enttäuscht, dass der Kranke es ablehnt oder sich nicht einmal über das liebevoll bereitete Essen freut. Das Problem „Essen und Trinken" bekommt oftmals eine **irrational hohe Bedeutung,** die stark emotional belastet ist. Die damit empfundene Hilflosigkeit der Angehörigen spiegelt sich in typischen Aussagen wider und sollte die Pflegenden aufmerksam werden lassen: „Aber sie muss doch essen ...", „Ich verstehe das nicht, das war immer ihr Lieblingsessen – und jetzt rührt sie es nicht mal an", „Ich weiß gar nicht, was ich ihm noch zu essen mitbringen soll", „Sie darf doch nicht verhungern/ verdursten – dann legen Sie doch endlich eine Infusion!" Auf Angehörige wirken die Ablehnung und das Desinteresse am Essen wie ein Affront. Als wolle der Kranke nicht wieder gesund werden und „vernünftig" essen. In den Aussagen finden sich Trotz und Unverständnis wieder. Angehörige können oder wollen die Nahrungsverweigerung nicht akzeptieren. Vielmehr geschieht es allzu oft, dass sie über das Bedürfnis des Sterbenden hinweg entscheiden wollen, was gut für ihn ist. Das sichtbare Abmagern wirkt erschreckend, viele Sterbende sind nur noch Haut und Knochen – was das Sterben für Außenstehende stark verdeutlicht. Viele Angehörige haben Angst, dass der Patient verhungern oder verdursten – und letztlich sterben könnte. Ernährung und Flüssigkeitszufuhr, d. h. Essen und Trinken, ist früher oder später immer ein Thema, das Angehörige unweigerlich mit Sterben und Tod konfrontiert. Den Patienten jedoch zum Essen zu zwingen, ihn mit Nahrung zu quälen, kann für viele Sterbende sehr leidvoll sein. Das Legen einer Magensonde oder Infusion zur parenteralen Ernährung ist im Sterbeprozess kontraindiziert. Beides bewirkt in der Regel keine Verbesserung des Ernährungszustandes, noch bringt es eine Gewichtszunahme mit sich.

Oftmals ist ein Angehörigengespräch, das über die Ernährungssituation im Sterbeprozess aufklärt, unumgänglich. Hierbei sollte jedoch immer der Wunsch des Patienten im Vordergrund stehen, den es z. B. mit folgenden Fragen zu erforschen gilt:
- Für wen isst der Sterbende noch?
- Warum isst er?
- Warum muss der Sterbende unbedingt essen?

Nicht selten bietet das Gespräch für Angehörige eine erste Brücke, um über das Thema Sterben und Tod zu sprechen:
- Warum ist es schlimm, dass der Patient nichts mehr isst?
- Warum bewegt es Sie so, dass Ihr Mann nichts mehr essen mag?
- Warum ist es Ihnen so wichtig, dass Ihre Frau ordentlich isst?

Neben der Aufklärung über die Ernährungssituation und der Annäherung an das Thema Sterben ist es wichtig, den Angehörigen Alternativen aufzuzeigen, wie sie anders mit der Situation umgehen können. Viele Angehörige, aber auch Pflegende wollen unbedingt etwas tun, viele können das Sterben nicht zulassen, es annehmen – und nichts tun. Es ist wichtig, ihnen etwas an die Hand zu geben. Die mit Kochen, Essen oder Trinken verbundene Zuwendung und Fürsorge kann alternativ „ersetzt werden" und vom Vorlesen, gemeinsam eine CD anhören, Haare waschen, Massagen oder einen schönen Schlafanzug mitbringen bis hin zum einfachen Dasein, am Bett sitzen und den Sterbenden nicht allein lassen, ihn berühren, seine Hand halten reichen. In seltenen Fällen bereitet dem Sterbenden selbst die Appetitlosigkeit Sorgen. Hinter dem Wunsch, wieder essen zu wollen, kann die Hoffnung auf Gesundung stehen: „Ich muss doch wieder essen!" In diesem Fall sollte der Patient, wie erläutert, über die Ursachen des verminderten Kalorienbedarfs aufgeklärt werden und darüber, dass auch wenig Nahrung in dieser Zeit ausreichend für den Körper ist.

REFLEXION
Berichten Sie über Erfahrungen mit dem Ernährungsproblem!

Spezielle Pflege bei Flüssigkeitszufuhr/ Durst

Sterbende wollen oft keine feste Nahrung mehr zu sich nehmen, klagen aber über großen Durst oder „innerliches Verbrennen". Hierbei sollte stets zwischen **tatsächlichem Durstgefühl oder Mundtrockenheit** unterschieden werden. Außerdem sollte die oft vorschnelle parenterale Flüssigkeitsgabe sorgfältig abgewogen werden. Ebenso wie der sterbende Körper immer weniger Nahrung braucht, nimmt auch der Flüssigkeitsbedarf kontinuierlich ab. Dieses für den Sterbeprozess charakteristische, natürliche Symptom wird als **terminale Dehydration** bezeichnet. **Typische Anzeichen** hierfür sind das Erschlaffen der Haut und die verminderte Urinausscheidung, Schläfrigkeit und vermindertes Schmerzempfinden durch körpereigene Endorphinproduktion bei der terminalen Dehydration. Wiederum empfindet der sterbende Patient den geringen Flüssigkeitsbedarf weniger bedrohlich als Angehörige,

Pflegende oder Ärzte. Viel zu lange wurde vorschnell die parenterale Flüssigkeitszufuhr aus therapeutischen Gründen verordnet. Dahinter stand ähnlich wie beim Ernährungsproblem („Wir können sie doch nicht verhungern lassen") die Angst, den Sterbenden nicht verdursten zu lassen: „Die parenterale Ernährung/Flüssigkeitszufuhr ist das letzte, was wir für den Patienten noch tun können." Beide Argumente werden fälschlicherweise mit aktiver Sterbehilfe (> Kap. 13) verwechselt. Heute wird das natürlich verminderte Bedürfnis nach Nahrung/Flüssigkeit in der Medizin und Palliativpflege anerkannt. Richtschur ist der Wunsch des Sterbenden. Solange der Patient schlucken kann und Essen und Trinken zu sich nehmen kann und will, darf dieser nicht künstlich ernährt werden oder per Infusion Flüssigkeit verabreicht bekommen. Wieder sollten Fragen im Vordergrund, die das Bedürfnis der Beteiligten ergründen sollen:

- Für wen soll der Sterbende (noch) trinken?
- Wer hat Angst, dass der Sterbende verhungert/verdurstet?

Es ist medizinisch nicht bewiesen, dass eine minimale Flüssigkeits- oder Nahrungszufuhr das Sterben verkürzt. Demgegenüber kann die parenterale Flüssigkeits- und Nahrungsgabe die Lebensqualität des Sterbenden erheblich mindern (Einlagerungen, Verschlucken, Erbrechen, Rasselatmung). Sterbende, die großen Durst verspüren, verlangen von sich aus vermehrt nach Getränken, lehnen aber Infusionen ab. Die meisten Sterbenden können bis zuletzt schlucken oder kleine Flüssigkeitsmengen zu sich nehmen, beispielsweise durch tröpfchenweise Flüssigkeitsgabe in den Mund per Spritze/Sprühflasche oder durch das Nuckeln an Eiswürfeln. Der Patient kann bis zuletzt selbst verdeutlichen, ob er trinken oder essen will, beispielsweise durch das Öffnen des Mundes oder Wegdrehen des Kopfes.

Spezielle Pflege bei Mundtrockenheit

Beinahe alle Sterbenden leiden an Mundtrockenheit, welche aber fälschlicherweise häufig mit Durst verwechselt wird. Der Patient hat das unstillbare Verlangen, andauernd den Mund anfeuchten zu müssen; wiederholt wird nach Eiswürfeln oder Wassereis verlangt, an denen ständig gelutscht oder gesaugt werden kann. Mundtrockenheit kann die Lebensqualität erheblich vermindern und sollte als Symptom ernstgenommen werden. **Ursachen** liegen zumeist nicht darin, dass der Sterbende zu wenig trinkt (Flüssigkeitsmangel) oder Durst hat, sondern in:

- Medikamenten-Nebenwirkungen der Schmerztherapie, insbesondere bei Opioiden, Psychopharmaka,
- Schleimhautveränderungen und -entzündungen (Ulzera oder Mukositis) durch Chemo- oder Radiotherapie (Nebenwirkungen, Spätfolgen),
- Austrocknen der Mundschleimhaut, Soor oder Borkenbildung auf der Zunge durch die Mundatmung oder
- ungenügender Speichelproduktion, fehlenden Kaubewegungen durch verminderte Nahrungs- und Flüssigkeitsaufnahme.

Mundgeruch und Mundpflege

Die genannten Ursachen bedingen häufig Mundgeruch. Der Patient selbst, Angehörige und Pflegende sind von schlechtem Atem meist unangenehm berührt. Es ist wichtig, damit umzugehen, es anzusprechen und Abhilfe zu schaffen: unten genannte Pflegetipps zeigen Alternativen auf. Neben Mundwasser können Lutschpastillen mit angenehmem Geschmack oder Kaugummis mit erfrischender Geschmacksrichtung hilfreich sein. Eine regelmäßige Mund-, Zahn- und Prothesenpflege (Soorprophylaxe) kann darüber hinaus die Mundtrockenheit vermindern. Solange es möglich ist, sollte der Patient selbst seine Mundpflege durchführen oder dabei unterstützt werden. Leidet ein Patient aufgrund von Tumoren unter Mundgeruch, wird die Mundpflege immer wieder angeboten. Dabei sollten persönliche Zahnpflegeutensilien benutzt werden – jeder bevorzugt seine Zahncreme oder ein bestimmtes Mundwasser. Medizinische Mundspüllösungen haben oftmals einen unangenehmen Geschmack und werden von Patienten abgelehnt. Verweigern Patienten die Mundpflege, indem sie die Zähne zusammenbeißen, sollte dies akzeptiert werden. Heute gibt es genügend Alternativen.

Palliative Care – Pflegetipps

- Weiche Kinderzahnbürsten verwenden.
- Pfefferminz- und Salbeitee (antibakteriell).
- Kamillentee oder -lösung (schmerzlindernd).
- Sonnenblumen- oder Mandelöl (Mulltupfer oder Watteträger; befeuchtend und fettend).
- Kleine Butterstücke mit Honig zum Lutschen in den Mund geben (Borkenlöser).
- Saure Tees (Hagebutte, Zitrone), saure Drops, Lutschtabletten, Pastillen, Kaugummi (mit oder ohne Geschmacksrichtung): regen die Speichelproduktion an.
- Gefrorene Säfte oder Früchte als Eiswürfel (Ananas, Orangensaft).
- Geschmackswünsche, wie Cola, Sekt, Wein, können eingefroren werden, wenn sie dann gerne gelutscht oder in den Mund genommen werden.
- Lippenpflegestift oder Creme (mit und ohne Geschmacksrichtung).
- Etwas zum Kauen anbieten: Trockenfrüchte, Gummibärchen, Bonbon, Lakritz.
- Lieblingsgetränke in Griffnähe stellen, wiederholt anbieten oder beim Trinken unterstützen.
- Strohhalm benutzen, Schnabeltasse oder Spritzen mit Lieblingsgetränk füllen, einträufeln.

Spezielle Pflege bei Geruchsbildung

Durch exulzerierende Tumoren, Sekretbildung, offene Wunden und während des Verbandswechsels kommt es häufig zu starker, unangenehmer Geruchsbildung. Besonders betroffen davon sind Tumoren im Mund- und Halsbereich, Malignome, urogenitale Krebserkrankungen, Infiltrationen in Uterus und Vagina mit Blutungen und Ausfluss; Fistelbildungen (rektovaginal) als auch bei Darmkrebs beziehungsweise dem damit verbundenen Anus praeter-Wechsel. Die typische Folge von schlechtem Geruch ist Rückzug. Aus Scham und Ekelgefühlen ziehen Patienten sich zurück. Angehörige nehmen Abstand und besuchen den Sterbenden nur noch ungern. Der Umgang mit Gefühlen wie Ekel, Abneigung, Scham oder Berührungsängsten sollte nicht tabuisiert werden. Nicht nur der sterbende Patient, auch seine Angehörigen und die Pflegenden müssen lernen, mit schwierigen Situationen und negativen Gefühlen umzugehen. Im Pflegeteam sollte über diese Gefühle offen gesprochen werden. Neben Übergabe, Team- und Fallbesprechungen bietet vor allem auch die Supervision eine wertvolle Entlastung und gibt Gesprächsraum für diese Themen: Es ist menschlich, sich vor etwas zu ekeln, es ist verständlich, Abneigung zu empfinden und Berührungsängste beim Verbands- oder Anus Praeter-Wechsel zu haben. Pflegende sind Menschen. Auch sie können Probleme mit bestimmten Patienten, Angehörigen, speziellen Pflegesituationen oder Krankheitsbildern haben. Palliative Pflege, die Betreuung Sterbender und ihrer Angehörigen bringen viele an ihre Grenzen. Kennzeichnend für die palliative Behandlungspflege ist das besonders einfühlsame pflegerische Vorgehen. Ein offener, kreativer Umgang mit schwierigen zwischenmenschlichen Belastungssituationen ist daher gefragt. In der palliativen Pflege geht es nicht darum, wie gelernt einen Verbandswechsel vorzunehmen, es geht auch hier um die Lebensqualität des Sterbenden: Wie könnte ein phantasievoller Verband aussehen? Wie kann ich den Verband z. B. kosmetisch schön und akzeptabel gestalten? Im Austausch mit dem Sterbenden und seinen Angehörigen, aber auch im Pflegeteam kann gemeinsam nach Lösungen gegen die Geruchsbildung gesucht werden. Düfte können zusammen ausgewählt werden. Angehörige bringen Duftkissen, ein schönes Deo oder Parfum mit. Duftlampen können aufgestellt werden.

REFLEXION

Diskutieren Sie über Ekel- und Schamgefühle in der Pflege! Berichten Sie von unangenehmen Pflegesituationen!
- Wie haben Sie sich verhalten, wie gefühlt?
- Wie wird mit Geruchsbildung umgegangen?
- Wie schaffen Sie Abhilfe?

Spezielle Pflege bei Obstipation

Verstopfung ist ein typisches und hartnäckiges Symptom bei Sterbenden. **Ursachen:**
- Grunderkrankung, z. B. Krebs im Magen-Darm-Trakt
- Medikamenten-Nebenwirkungen bei Opioiden, Psychopharmaka
- Schlechte Ernährungssituation
- Bewegungsmangel
- Schwäche: der Sterbende benutzt den Toilettenstuhl, weil er nicht allein zur Toilette gehen kann

- Scham: einen Toilettenstuhl zu nutzen, das Bett zu verschmutzen, Vorlagen zu nutzen

Wichtig ist es, über Obstipation ein Protokoll zu führen, um einen Ileus auszuschließen. Häufige Begleitsymptome sind Völlegefühl, Bauchweh, kolikartige Schmerzen oder Tenesmen. Da Verstopfung im Rahmen einer Schmerztherapie nicht selten ist, werden prophylaktisch oral Laxanzien verabreicht. Klistiere werden seltener verwendet, da sie körperlich belasten. Spätfolgen bei einer langen Einnahme von Abführmitteln sind bei Sterbenden nicht zu fürchten, im Vordergrund steht ihr Wohlbefinden. Alternativen zur medikamentösen Therapie sind Wickel, Wärme, Kolonmassage oder Abführtees. Ist der Patient dazu in der Lage, so hilft es, wenn er sich bewegt oder die Beine im Bett beugt und streckt. Auch die Pflegenden können die Beine des Patienten passiv bewegen, um die Peristaltik anzuregen. Nicht selten sind Sterbende auf ihren Stuhlgang fixiert und verschieben damit ihr Problem: Sie verdrängen ihre unheilbare Krankheit und das damit verbundene Sterben. Statt sich mit dem Sterben auseinander zu setzen, beschäftigt sich der Sterbende mit seinem Stuhlgang. Aber auch hier bietet das Symptom eine Möglichkeit, sich dem Thema Sterben und Tod anzunähern.

REFLEXION
Die Stuhlproblematik von Patienten ist Pflegenden vertraut, berichten Sie!

Spezielle Pflege bei Atemnot

Gründe für eine Dyspnoe sind Lungentumore und Metastasenbildung, eingeschränkte Lungenfunktion durch Teilresektion oder Radiotherapie, Pneumonie, Pleuraerguss oder Aszites. Schmerzen können die Atmung einschränken. Dyspnoe ist immer mit der lebensbedrohlichen Angst vor dem Ersticken verbunden. Für Patienten ist es vor allem wichtig, nicht in den Teufelskreislauf aus Angst und Atemnot zu geraten: Der Patient bekommt wenig Luft – wird unruhig, hat Angst – atmet hektisch, hat das Gefühl noch weniger Luft zu bekommen – und hat Panik zu ersticken. Besonders die Pflegenden spielen in der Betreuung und Begleitung Sterbender mit Atemnot eine wesentliche Rolle. Es gilt vor allem, Ruhe zu bewahren und Ruhe auszustrahlen. Patienten mit Luftnot verbreiten rasch Hektik und Unruhe bei allen Beteiligten.

> **Palliative Care – Pflegetipps**
> - Patienten nicht alleine lassen, berühren, beruhigen, wenig fragen – Reden strengt an.
> - Atemnot gemeinsam mit dem Sterbenden durchstehen, aushalten.
> - Beruhigende Situation (wieder) herstellen, aufgeregte Angehörige aus dem Zimmer schicken.
> - Patienten aufsetzen, Oberkörper hoch lagern, atemerleichternde Positionierung.
> - Fenster öffnen, evtl. Tischventilator.
> - Licht, Fenster frei halten, freier Blick, Weite.
> - Darauf achten, was oder wer Atemnot auslöst? Wann sie auftritt? Herrscht z. B. bei einem Besuch „dicke Luft"?
> - O_2-Gabe bei Bedarf – Bedenken, dass hier v. a. die psychische Komponente eine Rolle spielt (Geräusch des O_2-Geräts), meist keine therapeutische Wirkung!
> - Vernebler mit ätherischen Ölen oder Kochsalzlösung.
> - Patienten zum Abhusten auffordern, bei Trachealkanülen absaugen, wenn Patient stark verschleimt ist.
> - Einreibungen mit ätherischen Ölen.
> - Entspannungstechniken einüben, Hilfe zur Selbsthilfe geben, Ablenkung durch beruhigende Musik, Fernsehen, Radio oder Gespräche abbieten, so dass der Patient sich nicht auf seine Atemnot fixiert.

Für die medikamentöse Linderung der Dyspnoe eignet sich besonders Morphium aufgrund seiner angstlösenden und beruhigenden Wirkung, aber auch Tranquilizer sowie Neuroleptika.

Charakteristisch für den Sterbeprozess ist die Veränderung der Atmung. Schnelles Atmen kann abgelöst werden von langen Atempausen. Bei stark verschleimten Patienten hört man häufig eine geräuschvolle Atmung, das **„Todesrasseln"**. Dies ist für Angehörige sehr belastend und beängstigend, da sie meinen, der Sterbende ringe mit dem Tod und quäle sich. In dieser Situation ist eine Begleitung und Beruhigung der Angehörigen wesentlich. Es ist wichtig, den Angehörigen zu erklären, dass die Rasselatmung durch Verschleimungen, die der Sterbende nicht mehr abhusten kann, entsteht. Das Todesrasseln wird oft fälschlicherweise mit qualvollen Ersticken gleichgesetzt.

Spezielle Pflege bei Schlaf- und Ruhebedürfnis

In seiner letzten Lebenszeit hat der Sterbende nur noch wenig körperliche und seelische Energie. Lebenskraft und Lebensgeister haben sich erschöpft. Viele leiden an **Fatique,** einem enormen Schlaf- und Ruhebedürfnis, begleitet von Kraftlosigkeit, Schwäche und Motivationsverlust – meist verursacht durch Krebserkrankungen und deren belastenden psychischen und therapeutischen (Spät)Folgen. Der Sterbende hat ohnehin ein starkes Bedürfnis, sich von der Welt abzuwenden, sich in sich selbst zurückzuziehen. Oftmals sieht man die Patienten in einer Art Halb- oder Dämmerschlaf, nicht selten mit halbgeöffneten Augen, die einen nicht ansehen, eher mit einem Blick in die Ferne oder andere Welt gerichtet. Der Atemrhythmus ist verändert, die Sterbenden atmen häufig mit geöffnetem Mund. Lange Atempausen entstehen, so dass Angehörige mehrmals das Gefühl eines letzten Atemzuges durchleben können. Da der Sterbende zunehmend an Vitalität verliert, muss sich die palliative Pflege täglich neu auf die aktuelle Tagesverfassung einstellen. Bereits kleinste Anstrengungen können den Sterbenden erschöpfen und erfordern lange Erholungsphasen. Viele Angebote oder Pflegetätigkeiten lehnt der Sterbende jetzt ab, alles ist ihm zuviel. Hier muss sorgfältig abgewogen werden, was wirklich noch „sein muss".

> **REFLEXION**
> - Welche Pflegemaßnahmen und medizinischen Behandlungen sind noch wichtig?
> - Muss der Sterbende wirklich noch umgelagert werden? Kann/muss er noch seine Tabletten schlucken?
> - Muss er etwas essen? Wiederum die Frage: Für wen?

Pflegeteam und Ärzte sollten täglich den Lebens- oder Sterbezustand des Patienten besprechen.

> **REFLEXION**
> - Was kann dem Sterbenden jetzt noch helfen, was kann lindern?
> - Was kann unterlassen werden?
>
> **Aber auch:**
> - Wie geht es den Angehörigen?
> - Wie können sie mit der Situation des Sterbens und Abschiednehmens umgehen?
> - Welche Unterstützung brauchen sie?

Die Reaktionen der Angehörigen auf das erhöhte Schlaf- und Ruhebedürfnis sind häufig von Vorwürfen und Verständnislosigkeit gekennzeichnet: „Was soll ich am Bett sitzen, sie schläft bloß die ganze Zeit", oder: „Immer, wenn ich komme, schläft sie". Es ist wichtig, mit den Angehörigen darüber zu sprechen. Warum ist es schwer, dass der Patient lieber schläft, als zu kommunizieren? Für wen ist es schwer? Wer kann die Ruhe nicht aushalten, warum nicht? Das Thema Schlaf bietet wiederum einen Brückenschlag, um mit Angehörigen auf das Thema Sterben zu sprechen zu kommen. Viele Angehörige wollen bis zum Ende nicht wahrhaben, dass der Betreffende nicht wieder gesund, sondern versterben wird.

Spezielle Pflege bei Angst/Unruhe/Schlafstörungen

Wenn Sterbende fühlen, dass ihr Leben zu Ende geht, kann verstärkt Unruhe und Angst auftreten. Die Patienten finden vor Sorgen keinen Schlaf, liegen nächtelang wach. Meist sind hierfür belastende Gedanken oder Sinnfragen die Ursachen: Was ist nach dem Tod? Wie werde ich sterben? Bin ich dann allein? Warum lassen sie mich nicht einfach sterben? Wenn mein Mann mich doch bloß loslassen könnte! Was wird mit den Kindern?

Wichtig ist, dass die Hintergründe der Symptome erkannt werden. Vor allem Gespräche, Zuwendung und Vertrauen können den Sterbenden helfen, Ängste anzusprechen und sich von ihnen zu befreien. In der Regel kann der Sterbende mit Pflegenden offener sprechen als zu seinen Angehörigen. Der Sterbende meidet schwierige Fragen, um seine Angehörigen nicht zu erschrecken oder zu beunruhigen, denn oftmals haben diese mehr Schwierigkeiten mit dem Sterben umzugehen als der Betreffende selbst. Leidet ein Patient zu stark unter Ängsten, kann Linderung durch angstlösende und beruhigende Medikamente erfolgen. Was dem Sterbenden hilft, um gut zu schlafen, sollte ihm auch gewährt werden. Guter Schlaf erhöht die Lebensqualität.

> **Palliative Care – Pflegetipps**
>
> - Gewähren ausreichender Nachtruhe; Störungen durch Unterbrechungen des Schlafes, z. B. durch Schmerzmittelgabe oder Geräusche, vermeiden, bei Kontrollen leise das Zimmer betreten, Lichtschein vermeiden.
> - Bei Schlafstörungen den Patienten nach möglichen Ursachen fragen, ihn animieren, klingeln zu dürfen, wenn er sich ängstigt.
> - Warmes Getränk (Milch mit Honig, Gute-Nacht-Tee) vor dem Schlafen verabreichen.
> - Wärmflasche oder Wärmekissen zum Gute-Nacht-Sagen mitbringen.
> - Zusätzliche Decke oder nur leichtes Laken, Fenster nach Wunsch öffnen, Schlafgewohnheiten erfragen.
> - Schlafrituale von zu Hause ermöglichen; ein Glas Rotwein/Bier (Schlummertrunk), leise Musik, Vorlesen, Gebet, Kuschelkissen.
> - Anbieten, eine Gästeliege für Angehörige im Zimmer aufzustellen.

Spezielle Pflege bei Bettlägerigkeit

Im Sterbeprozess können die Patienten sich nicht mehr selbstständig lagern. Die richtige Lage insbesondere bei Langzeitbettlägerigkeit, Immobilität oder Schmerzen ist für das Wohlbefinden enorm wichtig. Man bedenke, dass neben dem Patientenzimmer vor allem das Bett das letzte Zuhause des Patienten darstellt. Von hier aus erlebt er seine restliche Lebens- und Sterbezeit. Aus der Perspektive des Liegenden oder Sitzenden sieht er sich um, starrt auf Wände, blickt ins Zimmer, auf seine Bettdecke, Bilder oder aus dem Fenster. Von seiner Bettstatt aus muss seine Umgebung und Welt erreichbar sein und bleiben: Klingel, Nachttisch, persönliche Sachen, Telefon, Fernbedienungen. Wiederum steht beim Lagern das Wohlbefinden im Vordergrund, nicht die akribische Dekubitusprophylaxe. Mikrolagerungen mit kleinen Kissen reichen oft schon aus. Mit Zustimmung des Patienten wird die bestmögliche Lage gefunden; er wird nach Lieblingslagen und Blickrichtung gefragt, er sollte so bequem, weich und schmerzfrei wie möglich liegen. Jede Lageveränderung kann stimulierend auf den Patienten wirken. So bekommt er vor allem die Möglichkeit, seinen Blickwinkel zu verändern und seine Umgebung neu wahrzunehmen: Mal kann er aus dem Fenster blicken, sich im Zimmer umsehen oder fernsehen.

Neben der eigenen Nacht- und Bettwäsche oder Kuschelkissen trägt auch eine angenehme Atmosphäre zum Wohlbefinden bei. Blumen, Bilder, Farben und Möbel sollten beruhigend und angenehm auf den Patienten wirken. Licht, Düfte und Farben sollten bewusst eingesetzt werden. Viele Palliativstationen und Hospize nutzen diese Aspekte für Sterbende und ihre Angehörigen.

> **Palliative Care – Pflegetipps**
>
> - Der Wunsch des Sterbenden steht im Vordergrund: Wohlbefinden geht vor Prophylaxe.
> - Vorlieben erfragen und anwenden: Nackenrolle, Lieblingslage, Fell.
> - Umlagern bedeutet immer auch Zuwendung, Kontakt, Nähe, Berührung.
> - Persönliche Bettwäsche, Kissen verwenden oder mitbringen lassen – vertrauter Geruch vermittelt Geborgenheit.
> - Kleine Lagerungsveränderungen reichen meist aus (Mikrolagerung).
> - Nachfragen, wie der Patient liegt – ihn mit einbeziehen.
> - Ggf. Angehörige mit einbeziehen, z. B. Kopfkissen beziehen lassen.
> - Umlagern mit Pflegmaßnahmen kombiniert durchführen.
> - Ggf. vorher Schmerzmittelgabe.
> - Ggf. Antidekubitusmatratze.
> - Klingel oder Seniorphon in unmittelbare Nähe; neue Einrichtungen verfügen über schnurlose Klingeln, die wie ein Schlüsselanhänger um den Hals gehängt werden können.

3.3 Psycho-soziale Bedürfnisse und Probleme

Die psychischen und sozialen Bedürfnisse und Probleme Sterbender ergeben sich aus der letzten Lebens- und Sterbesituation und den damit verknüpften Ängsten und Sorgen: mit der Ungewissheit, die das eigene Sterben begleitet, der Frage, was nach dem Tod kommt, mit der Auseinandersetzung mit sich selbst und seinem gelebten/ungelebten Leben, der Sinnfrage, dem Frieden suchen und finden, dem Abschied nehmen. Der Sterbende durchlebt zuletzt verschiedene Reifungsphasen, die von der Abwehr bis zur Annahme des Sterbens reichen können. Hierbei erlebt der Patient die widersprüchlichsten Emotionen; er will allein sein und hat gleichzeitig Angst davor, alleingelassen zu werden. Die Achterbahnfahrt der Gefühle verschreckt die Umwelt. Für Pflegende und Sterbebegleiter ist es wichtig zu wissen, dass dies Gefühlschaos natürlich bedingt ist. Aggressionen, Abwehr oder Verzweiflung sind wichtig, sie gehören zu den Sterbephasen (> Kap. 2.1) und sind nicht gegen die Person des Begleitenden gerichtet.

Der Wunsch nach Begleitung

Jeder sterbende Mensch hat Angst davor, im Sterben allein gelassen zu werden. Man wünscht sich Sicherheit, Geborgenheit, das Gefühl gut versorgt – gut umsorgt zu sein. Man sehnt sich danach, gut aufgehoben zu sein und nicht abgeschoben zu werden. In früheren Zeiten, als Sterben noch selbstverständlich ins Leben integriert wurde und im Kreis der Familie gestorben wurde, war stets jemand da. Heute ist Sterben noch immer ein Tabuthema, das ans Pflegeheim, Krankenhaus oder Hospiz abgegeben wird, obwohl die Tendenzen im Bereich Hospizbewegung und Palliativmedizin einen neuen Trend in Bewegung gesetzt haben. Hospizinitiativen, ambulante Palliativteams, Hospize und Palliativstationen entstehen zunehmend, um für die Würde des Sterbenden einzutreten.

Nähe spürbar machen

In der Sterbebegleitung geht es vor allem um das Dasein, das Mit-gehen, das Teilen der Ängste. Hierfür ist es wichtig, Nähe zuzulassen und auszudrücken, um eine Beziehung zwischen Begleitenden und Sterbenden entstehen oder wachsen zu lassen. Durch sanfte Berührungen, liebevolle Gesten und Blicke kann Geborgenheit entstehen. Nähe wird nicht allein durch Worte ausgedrückt, sie zeigt sich durch das „In-der-Nähe-Bleiben" und besonders in der nonverbalen Kommunikation, in dem, was nicht gesagt wird. Zwischen den Zeilen nimmt der Sterbende sehr wohl war, ob jemand Zeit mitbringt, ob jemand ehrlich ist, ob er ihn unsympathisch findet oder um sein Wohlergehen besorgt ist. Palliative Care geht verstärkt auf das Bedürfnis nach Begleitung, dem Wunsch nach Nähe und Geborgenheit ein. Neben dem bewussten Einsatz von Berührungsgesten und Blicken wird versucht, über das Anregen der menschlichen Sinne Wohlgefühle zu vermitteln, um Wohlbefinden und Lebensqualität bis zuletzt zu ermöglichen. Nicht nur durch Pflegehandlungen verbunden mit Streicheln, Eincremen, Massieren, Haare waschen u. a. können positive Gefühle bewirkt werden, sondern auch durch die Art, wie das Zimmer eingerichtet ist, ob persönliche Dinge Platz finden dürfen oder die Lieblingsfernsehserie pünktlich eingeschaltet wird. Das Teilhaben und -nehmen zeigt das Interesse an dem Menschen, der dort liegt und sterben wird. Der Patient sollte das Gefühl haben „hier bin ich gut aufgehoben, hier berücksichtigt man meine Wünsche." Nähe drückt sich auch im Kontakt-halten zum Alltagsgeschehen oder im Respekt vor dem Rückzug des Sterbenden aus. Auch das Offenlassen von Zimmertüren, das Teilnehmenkönnen am Geschehen draußen auf dem Flur, an Schritten und Geräuschen kann Nähe vermitteln.

Soziale Probleme und Bedürfnisse

Der sterbende Patient hat eine Reihe sozialer Probleme zu bewältigen. Einerseits beschäftigen ihn die Hinterbliebenen: Wie lasse ich sie zurück? Sind sie versorgt? Kommen meine Frau, mein Mann, meine Kinder ohne mich zurecht? Andererseits macht der Sterbende sich Gedanken um eigene Bedürfnisse, die nicht immer mit denen seiner Angehörigen im Einklang stehen. Oftmals stellt Unehrlichkeit und gegenseitige falsche Rücksichtnahme – die Verdrängung des Themas Sterben – ein Problem zwischen Sterbenden und Angehörigen dar. Auch Berührungsängste dem Sterbenden gegenüber oder mit Themen wie Beerdigung oder letzte Wünsche erschweren das Miteinander. Viel Unausgesprochenes steht zwischen beiden. Häufig wird der Betroffene mit Phrasen abgespeist: „Das wird schon wieder ... Nun sprich doch nicht vom Sterben, du wirst doch wieder gesund!" Viele Angehörige begegnen dem Sterbenden darüber hinaus mit Unverständnis, Vorwürfen und Rückzug. Sie verstehen nicht, dass der Sterbende nicht wieder gesund werden wird, weshalb er nicht isst, wieso er dauernd schläft, warum die Lebenskräfte schwinden und nicht wiederkehren. Nicht wenige ziehen sich zurück. Oft wird über den Kopf des Sterbenden hinweg entschieden. Angehörige meinen besser zu wissen, was für den Sterbenden gut ist und untergraben seine Selbstbestimmtheit, seine Wünsche und Entscheidungsfähigkeit. Der Sterbende fühlt sich hilflos gegenüber den Anforderungen und Erwartungen der Angehörigen – die er nicht mehr erfüllen kann. Hier ist die Vermittlerrolle von Pflegenden, Sterbebegleitern oder Sozialarbeitern gefragt. Sie können eine Pufferfunktion übernehmen und dabei helfen, beide Seiten in ihrem Kummer zu begleiten. Manchmal äußert der Sterbende den Wunsch, keinen Besuch mehr zu empfangen oder dass Angehörige, Nachbarn oder Freunde ihn „so" nicht mehr sehen sollen, dass er durch andauernden Besuch keine Ruhe finden kann. Dann ist es hilfreich, dem Sterbenden einen gewissen Schutz zu gewähren. Nicht immer sind die Bedürfnisse erfüllbar. Entweder lässt die Krankheit sie nicht mehr zu oder die Möglichkeiten innerhalb einer Institution (Heim, Krankenhaus) stoßen an Grenzen. Manche Sterbende müssen erkennen, dass es für einige Wünsche zu spät ist. In diesen Momenten tritt oftmals Verzweiflung über das eigene Leben auf.

Ruhe und Kontakt

Im Verlauf der unheilbaren Krankheit, dem Voranschreiten des Sterbens, neigen viele Patienten dazu, sich in sich selbst zurückzuziehen und sich vom Alltagsgeschehen auszuklinken. Die Mehrzahl hat ein großes Bedürfnis nach Ruhe und Schlaf. Viele bedürfen einer Art Innenschau mit sich selbst und über ihr Leben. Sie brauchen Zeit, um mit sich allein, den aufkeimenden Gedanken und Gefühlen über das nahende Ende zurechtzukommen. Neben Rückzug besteht gleichzeitig oder abwechselnd der Wunsch nach Kontakt. Einerseits sehnt sich der Sterbende nach Alleinsein, andererseits fürchtet er sich davor. Es erfordert eine gewisse Sensibilität, sich in die Verfassung des Sterbenden und seine Bedürfnisse einzufühlen. Die Ambivalenz macht es den Pflegenden nicht leicht, dem Sterbenden immer gerecht werden zu können. Dennoch ist es wichtig, dessen Selbstbestimmtheit zu wahren.

Hilfreich ist es, nach Bedürfnissen zu fragen, den Patienten offen anzusprechen oder ihm Hilfe anzubieten. So sollte man Gesprächsbereitschaft über Tabuthemen wie „Sterben, Tod oder Beerdigung" signalisieren, aber nicht aufzwingen. Man kann Verständnis, Mitgefühl und Anteilnahme vermitteln, ohne „dem Patienten auf den Pelz zu rücken". Dasein zeigt sich oft im stillen Miteinander-sein. Dabei ist es wesentlich, dem Sterbenden zu vermitteln: Ich bin für dich da. Ich bin bei dir. Und gleichzeitig seinen Rückzug in sich selbst, sein starkes Bedürfnis nach Ruhe und Abgeschiedenheit zu akzeptieren. Viele Begleiter, Angehörige oder Pflegende vertreten die Auffassung, in der Nähe eines Sterbenden sollte man andächtig, still und demütig sein – das Gegenteil ist aber der Fall. Auch wenn der Sterbende sich in sich und in seinen Raum zurückzieht, so heißt das nicht, dass er nicht mehr am Leben teilnimmt. Indem er die Gewissheit und das Gefühl hat, nicht allein zu sein, und um das Da-sein und die Hilfe der anderen weiß – gerade aufgrund dieser Geborgenheit kann er in Ruhe sein und in Ruhe sterben. Für den Sterbenden ist es beruhigend, andere in seiner Nähe zu wissen: Es ist tröstlich, den Pfleger an seiner Stimme wiederzuerkennen, die Krankenschwester an ihrem Händedruck, den Arzt an seinem Schritt. Da nahezu alle Sterbenden bettlägerig sind, ihre körperlichen Kräfte schwinden und ihre Seelen mit dem Sterben „beschäftigt" sind und sie immer weniger aktiv am Leben der anderen teilnehmen können, ist es umso wichtiger, sie daran teilhaben zu lassen. Sie leben aus den anderen heraus, während sie auf den Tod warten. Sie spüren dem Leben noch nach:

> „Man sprach in seiner Umgebung nur noch gedämpft, ging auf Zehenspitzen, um seine Ruhe nicht zu stören. Man glaubte, dass man ihm das schuldig war, schränkte sich in den eigenen Lebensäußerungen sehr ein und nahm kollektiv Rücksicht. Eines Abends vertraute er sich (…) seinem Lieblingspfleger an: „Ich bitte euch sehr, mit dieser fürchterlichen Ruhe aufzuhören. Ich kann nun fast nicht mehr aus mir alleine leben, aber ihr könnt es doch für mich tun, sozusagen stellvertretend. Ich kann es nur noch durch euch tun, am Leben teilnehmen. Also lasst mich nicht vor der Zeit in die Stille und Leblosigkeit fallen. Macht Lärm, ich will euer Lachen und eure Schimpfworte hören, will hören, wenn euch etwas hinfällt und das Geschirr aneinander stößt, eure Schritte, die ich unterscheiden kann, und macht das Fenster auf zur Straße, um Gottes Willen, lasst Leben herein."
> (Müller, Monika: Dem Sterben Leben geben. 2006)

In der Arbeit und Begleitung Sterbender gilt es, die Ambivalenz von Gefühlen und Bedürfnissen zu verstehen. Das richtige Maß an Kontakt und Nähe, die angemessene Stille und den tröstlichen Lärm zu finden und in der Pflege lebendig werden zu lassen.

Palliative Care – Pflegetipps

Versuchen, die Wünsche und Ängste der Sterbenden herauszufinden. Diese können sein:
- Begleitung und Trost – keiner möchte wirklich allein sterben.
- Zeit, allein zu sein, aber nicht allein gelassen zu werden.
- Wunsch nach Nähe/Kontakt und Rückzug/Ruhe.
- Fürsorge und Zuwendung – Wunsch, angenommen zu werden.
- Gespräche, der Wunsch, dass jemand zuhört.
- Wunsch zu schweigen, dass jemand bei ihm aushält.
- Wahrheit und Wahrhaftigkeit, Aufklärung, Selbstbestimmung.
- Nicht aufgeklärt zu werden, das Bedürfnis nach Verdrängung.
- Professionell versorgt zu werden.
- Seine Angelegenheiten zu regeln oder Wünsche zu äußern.
- Emotionen ausdrücken zu können.
- Behutsam mit Zeit umzugehen.
- Persönlicher Raum, Privat- und Intimsphäre.
- Spiritualität und Religion, Hoffnung.

REFLEXION
- Welche Wünsche fallen Ihnen noch ein?
- Was wären Ihre letzten Wünsche?
- Was wäre bis zuletzt wichtig für Sie?

3.4 Sterbebegleitung

Wenn es so weit sein wird mit mir, brauch' ich den Engel in dir.
(Barth, E.K./Horst, R: Wenn es soweit sein wird mit mir, in: Jehle, U. (Hrsg.): Ethisch handeln lernen, Stuttgart 1990)

Sterbebegleitung ist vielseitig und beginnt nicht erst in den letzten Stunden vor dem Tod. Begleitung heißt vor allem, den Weg des schwerkranken Patienten durch seine physischen und psychischen Schmerzen zu begleiten und zu lindern – für ihn da zu sein und den Prozess des Sterbens mitzugehen und aushalten zu können. Der Sterbende soll sich getragen, nicht allein gelassen oder abgeschoben fühlen. Sterbebegleitung bedeutet für Pflegende, dem Sterbenden mit Empathie *(einfühlendes Verstehen)* – „Ich fühle mich ein in dein Leben und Sterben" – Akzeptanz *(Annahme seiner Person)* – „Ich nehme dich an in deinem Sterben" – und Kongruenz *(Echtheit, Wahrhaftigkeit)* – „Ich bin ehrlich mit dir" – zu begegnen. Das beinhaltet auch, der eigenen Hilflosigkeit, Ohnmacht oder Sprachlosigkeit bezüglich Leben und Sterben gegenüberzutreten. Es kann bedeuten, an eigene Grenzen zu stoßen. Darüber hinaus ist Sterbebegleitung zugleich Lebensbegleitung bis zuletzt: Ein Geben und Nehmen zwischen Sterbenden und Pflegenden, das von beiden als unglaublich bereichernd und wertvoll geschildert wird. Die Vorstellung, dass auf der einen Seite die Lebenden (Pflegende, Angehörige) stehen und auf der anderen Seite die Sterbenden (der unheilbare Kranke), kann verschmelzen: Denn Leben enthält immer auch den Aspekt des „Sterbens" bei Abschieden, Trennungen oder Verlusten – und Sterben beinhaltet „leben bis zuletzt". Etwa das Er*leben* emotionaler Schwankungen innerhalb der Sterbephasen (> Kap. 2.1), das Auf*leben* ganz unerwarteter Hoffnungsschimmer, welche die letzten Monate, Tage oder Stunden durchaus mit Leben füllen können. Die Vielseitigkeit der Aspekte von Sterbebegleitung zeigt die Abbildung 3.3.

Zwischen Selbstbestimmung und Pflegebedürftigkeit

Im Vordergrund der Sterbebegleitung steht bis zuletzt die Selbstbestimmung und Lebensqualität des Sterbenden. Wichtige Aspekte einer intensiven Pflegebedürftigkeit sind die Patientenrolle, die Schmerzlinderung und Symptombehandlung, die Versorgung im Krankenhaus, Pflegeheim, Hospiz oder ambulant zu Hause. Der Patient möchte und sollte bei Pflegehandlungen und palliativer Schmerztherapie stets mit entscheiden können. Die Bedürfnisse und Probleme des Sterbenden sollten den Pflegealltag bestimmen – und nicht umgekehrt. Dennoch lassen sich Gefühle von Hilflosigkeit und Ausgelie-

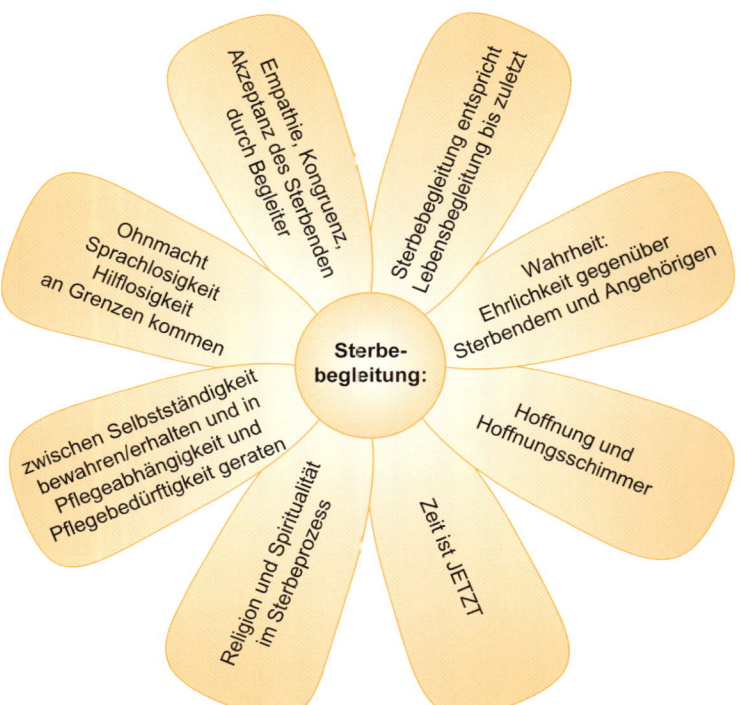

Abb. 3.3 Aspekte der Sterbebegleitung

fertsein nicht vermeiden. Der Sterbende selbst nimmt wahr, wie sehr er körperlich abbaut, wie er zusehends schwächer wird und auf die Pflege anderer angewiesen ist. Viele Patienten kämpfen mit sich **zwischen Selbstständigkeit und Pflegebedürftigkeit:** Den meisten fällt es zu Anfang schwer, Hilfe anzunehmen und Wünsche zu äußern. Es tut weh, zu erleben, dass man immer weniger selbst tun kann; kleinste Alltagshandlungen werden zu unüberwindbaren „Hürden". Immer mehr braucht der Sterbende jetzt den anderen. Er sollte erfahren, dass nichts über seinen Kopf hinweg, sondern möglichst mit ihm zusammen entschieden wird: Nicht der Arzt entscheidet über die Schmerztherapie, sondern er erarbeitet mit dem Sterbenden zusammen ein individuelles Vorgehen. Nicht die Angehörigen wissen besser, was für den Sterbenden gut ist, sondern der Patient gibt die Richtschur vor. **Nicht Pflegealltag** und **-routine** bestimmen das Zeitpensum und Vorgehen bei Pflegehandlungen, **sondern** die **Tagesverfassung, Schwäche** und **Langsamkeit** des Sterbenden. Die umfassende und angemessene Versorgung Schwerkranker und Sterbender sollte trotz der intensiven Pflegebedürftigkeit ein würdiges Dasein bis zum Lebensende ermöglichen. Lebensqualität nicht Lebensverlängerung ermöglichen in diesem Sinne ein würdiges Sterben: „Sterbebegleitung heißt Hilfe im Sterben, nicht zum Sterben geben."
(Husbø, S: Leben hilft immer. 2002/Husbø, S: Was bei Schmerzen hilft. 1999)

3.4.1 Wahrheit am Krankenbett

Wie viel Wahrheit verträgt ein Mensch?

In der Auseinandersetzung mit einer unheilbaren Erkrankung wird der Patient früher oder später mit der Wahrheit über seine Diagnose und der tödlichen Prognose konfrontiert sein. Während dem Arzt dabei die Rolle zufällt, den Patienten aufzuklären, übernehmen Pflegende zumeist eine Schlüsselrolle für anknüpfende Gespräche über Unheilbarkeit und den nahen Tod. Viele Sterbende fragen:

- Wie lange lebe ich noch?
- Wie viel Zeit habe ich noch?
- Werde ich sterben?

Nicht selten werden Patienten nur vage oder falsch über ihre unheilbare Krankheit und die noch verbleibende Lebenszeit informiert. Manchmal werden nur die Angehörigen aufgeklärt und nicht der Sterbende, den man meint, mit der Wahrheit verschonen zu müssen. Dann wiederum kennt nur der Patient die Wahrheit und glaubt, die Angehörigen könnten sie nicht verkraften.

Zwischen Sterbenden und Angehörigen existieren allzu oft Geheimnisse und Unehrlichkeit, die nicht selten als Notlügen gerechtfertigt werden. Jeder meint, den anderen schützen zu müssen, und so reden beide Seiten um die Wahrheit herum. Idealerweise sollten zwischen Sterbenden, Angehörigen und Pflegenden Ehrlichkeit und Offenheit bestehen. Mit dem Patienten, der am besten über seinen Gesundheitszustand Bescheid wissen sollte, muss frühzeitig abgeklärt werden, wer in wie weit informiert und am Kommunikationsprozess beteiligt werden kann. Nicht selten vermag eine Klärung auch dazu führen, dass Kontakte wiederhergestellt werden, dass Patienten Wünsche äußern, sich mit jemandem zu versöhnen. Diese Wünsche können den Frieden und das Sterben eines Menschen wesentlich beeinflussen und sollten in jedem Fall Unterstützung erfahren. Sterben kann verbinden und Menschen unter Umständen wieder zusammenführen. Beim Umgang mit der Wahrheit entscheidet allen voran der Patient, ob und wie viel er selbst wissen möchte. Die **Patientenreaktionen schwanken** dabei zwischen *„Sagen Sie mir die Wahrheit"* oder *„Ich will das gar nicht wissen."* Wie viel Wahrheit ein Mensch verträgt, kann individuell unterschiedlich sein. Entscheidend ist die Art und Weise, wie sie dem Patienten entgegengebracht wird. Dabei sollten nicht harte Fakten „Sie haben unheilbaren Krebs" „Wir können sie nicht mehr operieren" und dramatische, angstauslösende Redewendungen „Wir können Ihnen nicht mehr helfen" den Gesprächsinhalt darstellen. Vielmehr sind Empathie und Mitgefühl, auch das Bedauern und die eigene Ohnmacht gegenüber der Unheilbarkeit hilfreich. Berührungsgesten (Hand halten) und Blicke können Wahrhaftigkeit verdeutlichen. Jedoch gibt es hierfür kein routiniertes Vorgehen.

> „Man sollte dem Kranken die Wahrheit hinhalten wie einen Mantel, in den er hineinschlüpfen kann, wenn er will – und sie ihm nicht wie einen nassen Lappen um die Ohren schlagen."
> *(Specht-Toman/Trapper: Zeit des Abschieds, 2005)*

Das kann bedeuten, dass der Mantel vielleicht noch nicht passt, er noch zu groß ist im ersten Schock, dass er erst passend und annehmbar für den Sterbenden gemacht werden muss, so dass der Kranke in ihn hineinwachsen kann.

> „Es gibt nicht den Mantel, es gibt so viele Mäntel, wie es Patienten gibt, denen man die Wahrheit über ihre Krankheit mitteilen muss."
> *(Specht-Toman/Trapper: Zeit des Abschieds, 2005)*

Wichtig ist es, jede Reaktion des Betroffenen erst einmal zu akzeptieren. Häufig erträgt der Patient die Wahrheit noch nicht, ist schockiert und braucht Zeit, sich mit den Konsequenzen seiner Unheilbarkeit auseinanderzusetzen. Dieser Reifungsprozess spiegelt sich vor allem in den Sterbephasen (> Kap. 2.1) wider. Der Patient bedarf einer gewissen Integrationszeit, in der er die Wahrheit für sich verarbeiten und in sein Denken und Fühlen – in sein jetzt begrenztes Dasein – integrieren kann. Oft zeigen sich als erste Reaktionen ein Nicht-wahrhaben-Wollen, Abwehr und Verdrängung – was einem emotionalen Schutzmechanismus gleichkommt. Der existenzielle Schmerz, die Bedrohung durch das Sterben und den nahenden Tod ist zu stark. So kann ein Patient zwar die Wahrheit hören, sie aber oft nicht wirklich aufnehmen. Gehört heißt nicht immer gleich, es auch verstanden zu haben. Allerdings zeigt sich häufig, dass der Sterbende ein tieferes Wissen darüber hat, wie es wirklich um ihn steht. Er fühlt innerlich die Wahrheit. Entscheidend ist außerdem, wie deutlich der Sterbende seine Krankheit selbst spürt. Solange er noch wenig an der Krankheit leidet, desto schwerer lässt sich die Unausweichlichkeit des eigenen Sterbens tatsächlich begreifen.

3.4.2 Hoffnung

Hoffnung stirbt immer zuletzt. Auch im Sterben liegen Hoffnungsschimmer.

Im engen Zusammenhang mit der Wahrheit steht auch die Hoffnung, Hoffnungslosigkeit und Verzweiflung über das eigene Sterben. Je mehr ein sterbender Patient über seine Situation im Bilde ist, desto besser hat er die Chance, sich mit der neuen Lebens- bzw. Sterbesituation zu befassen. Im Verlauf des Sterbeprozesses hat er Zeit, die neue Situation zu verarbeiten und kann lernen, mit ihr umzugehen. Im Verlauf der Sterbephasen (➤ Kap. 2.1) durchlebt der Sterbende ein Wechselbad seiner Gefühlswelt: Abwehr, Trotz und Wut wechseln sich ab mit Depressionen und Trauer. Es kommt zu Situationen, in denen man mit Gott verhandeln will um ein bisschen mehr Lebenszeit. Daraus können wiederum Verzweiflung und Hoffnungslosigkeit entstehen, aber auch endlich die Annahme des eigenen Sterbens. Der Mehrzahl Sterbender verhilft die Wahrhaftigkeit des eigenen Sterbens erst zu einem würdevollen, friedlichen und bewussten Lebensende. Für viele wird die noch verbleibende Zeit immer wertvoller: Sterbende brauchen Zeit:

- um die letzten Monate, Wochen, Tage und Stunden auszukosten,
- um Abschied nehmen zu können, das eigene Leben und die Angehörigen loslassen zu können,
- um den Angehörigen Zeit zu geben, sich zu verabschieden,
- um Rückschau über das gelebte Leben halten zu können (War das alles? Was hat mein Leben ausgemacht?),
- um das eigene Sterben in das eigene Leben integrieren zu können (Warum jetzt? Warum ich?),
- um mit Gott zu hadern und/oder seinen Frieden finden zu können,
- um sich selbst und anderen verzeihen zu können,
- um Ungeklärtes oder Unausgesprochenes anzugehen,
- um zu wissen, dass diejenigen, die weiterleben, noch an einen denken (Spuren hinterlassen),
- um zu wissen, dass diejenigen, die man zurücklässt, versorgt sind,
- um seine persönlichen Dinge zu regeln,
- um seine Beerdigung planen zu können,
- um sich noch letzte Wünsche zu erfüllen – noch einmal seinen Garten, sein zu Hause, den Frühling, das Meer zu sehen.

So schwer und erschreckend die Konfrontation mit der eigenen Endlichkeit anfangs auch ist, so berichten Sterbende überwiegend, wie wertvoll ihnen diese Reifungszeit im Nachhinein doch gewesen ist. Für sie war es wichtig zu erkennen, dass obwohl durch den nahenden Tod Hoffnungen zusehends sterben, ganz neue unerwartete Hoffnungsschimmer entstehen.

Pflegende und Sterbebegleiter können dem Patienten dabei helfen, einen neuen Sinn oder ungeahnte Hoffnungen und Glücksmomente zu entdecken. Im Krankheitsverlauf als auch im Voranschreiten des Sterbeprozesses können sich Vorstellungen von Liebe, Glück, Frieden und Hoffnung stark verändern.

> Wenn der Tod sicher ist, können neue Hoffnungen entstehen, die tiefere Schichten des Menschen ansprechen. Es können aber auch ganz kleine Hoffnungen wieder an Kraft und Bedeutung gewinnen.

Das anschließende Zitat verdeutlicht die ungeahnten Hoffnungsaspekte:

> „Wir dachten alle, jetzt besteht keine Hoffnung mehr. Nach und nach haben (wir) aber doch ein anderes Verständnis darüber gewonnen. Zuerst die kleinen Hoffnungen. Die Hoffnung auf einen guten Tag und guten Schlaf. Die Hoffnung, dass wir es schaffen, noch einmal fischen zu fahren. Die Hoffnung, dass die Medikamente die Übelkeit und die Schmerzen unter Kontrolle halten werden. Dann kamen größere Hoffnungen. Dass es den Kindern gut gehen wird oder dass ich ohne Lars überlebe. Lars freute sich, dass es für uns möglich war, nach seinem Tod in unserem Haus weiterzuwohnen.
> (…) In der Familie sprechen wir jetzt oft darüber: die Liebe von Lars, die in uns weiterlebt … Es gab für mich, für Lars und für die Kinder nie eine Zeit mit mehr Hoffnung als die letzten Wochen zusammen."
> *(Husbø, S: Gibt es Hoffnung, 1996)*

Beispiele für neue Hoffnungsschimmer im Sterbeprozess sind die Hoffnung,
- mit den Symptomen und Folgen der Krankheit umgehen zu lernen (z. B. den Umgang mit Haarausfall, eine Perücke tragen zu müssen/anzunehmen; sich trotzdem anderen so zu zeigen, sich schön zu machen),
- schmerzfrei zu werden und damit ein friedliches und würdiges Sterben,
- in guten Händen zu sein, professionell versorgt und begleitet zu werden,
- nicht allein sterben zu müssen, Trost und Beistand zu finden,
- so lange wie möglich selbst mit entscheiden zu dürfen,
- auf gute Tage oder Stunden,
- auf erreichbare Ziele: noch einmal ans Meer zu fahren, die Kinder zu sehen, kurz nach Hause zu kommen …,
- einen lang gehegten Wunsch doch noch zu realisieren,
- seine Dinge noch richten zu können,
- Abschied nehmen zu können,
- einen bestimmten Menschen noch einmal wieder zu sehen,
- sich mit Gott aussöhnen zu können – Gott zu begegnen,
- dass noch etwas nach dem Tod kommt,
- etwas zu hinterlassen und in Erinnerung zu bleiben.

Die lange, wahrscheinlich unvollständige Liste verdeutlicht gut, wie vielfältig auch ein Leben im Sterben sein kann, dass Hoffnung bis zuletzt aufleben kann und Sinn gibt. Wenn der Tod gewiss ist, können ungeahnte Hoffnungsaspekte entdeckt werden, die tiefere Schichten des menschlichen Daseins ansprechen und berühren.

3.4.3 Zeit

Sterben hat seine eigene Zeit.

Dass die Uhren im Sterben anders ticken – langsam, intensiv, qualvoll oder auch schneller als erwartet – zeigen die Erfahrungen, die Sterbebegleiter und Sterbende gemacht haben. Für den einen verrinnt die Zeit plötzlich – für den anderen schleicht sie langsam dahin. Das Sterben und die Sterbebegleitung fordern ihre eigene Zeit, geben das Tempo vor. Die palliative Pflege berücksichtigt, in welchem Zeitmaß sich der Sterbende noch bewegen kann. Das heißt, dass Tages- und Arbeitsabläufe als auch Pflegehandlungen sich vor allem an der Tagesverfassung, dem Rhythmus des Sterbenden, seiner Langsamkeit in allem Tun und Sein anpassen müssen: an seine verfügbaren Kräften, seine Schwäche, die rasche Erschöpfung, das enormen Ruhe- und Schlafbedürfnis, den Wunsch zu reden als auch den Wunsch zu schweigen. Dies intensive Eingehen auf die Bedürfnisse erfordert ein bewusstes Miteinander zwischen Begleiter und Sterbenden. Die noch verbleibende begrenzte Zeit verändert dieses Miteinander-sein – das Da-sein und Begleiten, das Aushalten und die Sprachlosigkeit im Angesicht des nahen Todes. Sterbebegleitung bedeutet Zuwendung und Pflege in Form von Zeit. Der Patient braucht das Gefühl, dass Zeit für ihn da ist. **Sterbebegleitung heißt:** *Zeit haben und sich Zeit nehmen.*

Zeit haben – bedeutet, sich bei Pflegehandlungen und für den Sterbenden Zeit zu lassen. Im Umgang mit Zeit werden Pflegende dabei stark mit ihrem bisherigen Zeitverständnis von Pflege und Zeit konfrontiert. Pflegealltag bedeutet normalerweise Zeitdruck und Zeitnot. Im Bereich der palliativen Medizin und Pflege als auch in der Sterbe- und Hospizarbeit müssen sie das vertraute Pflegekonzept der Zeitnot umkehren. Viele müssen neu lernen, **dass Zeit haben jetzt Pflegen bedeutet:** Zeit für seine Arbeit haben zu dürfen, heißt in der Essenz: „Ich habe Zeit für dich im Sterben. Ich habe Zeit für mich, dich in Ruhe zu pflegen und zu begleiten."

Sich Zeit nehmen – bedeutet im weiteren Sinne für den Sterbenden: „Nimm dir die Zeit, die du benötigst, finde dein Tempo, z. B. wenn du nur noch langsam gewaschen werden möchtest, wenn du nur noch kurz wach bist, wenn du Trost brauchst oder Schmerzmittel benötigst, bevor man dich pflegt …" Andererseits heißt es für Pflegende: „Ich nehme mir die Zeit, die du brauchst. Ich kann mir Zeit mit dir lassen. Für dich da sein. Ich kann und soll mir Zeit für den Sterbenden und Angehörige nehmen". Dies ist ein wesentlicher Anteil der Begleitung: Zeit zu verschenken in Form von Dasein, Zuhören, Miteinander reden oder Schweigen.

Jetzt ist die Zeit. Für den Sterbenden meint Zeit aber auch, das Leben im Jetzt und Heute. In diesem Moment, dieser Stunde, an dem heutigen Tag. Dass ein Sterbender nur noch das Jetzt zum Leben hat, ist oftmals für Angehörige und Pflegende schwer zu akzeptieren oder zu verstehen. Das Leben an sich ist immer langfristig angelegt auf Ziele, auf später, auf dann. Meist ist das Zeitdenken zukunftsorientiert: „Wenn sie doch erst wieder gesund ist. Wenn ich demnächst Urlaub habe. Wir sehen uns ja wieder …" Dass es dieses „bis morgen, bis dann" plötzlich nicht mehr geben soll, übersteigt die Vorstellung vom gewohnten Umgang mit der Lebens-Zeit. Im Kontakt mit Sterbenden heißt es, dass nie etwas, was man sagen oder tun möchte, auf morgen verschoben wird, denn dann kann der Betroffene schon nicht mehr leben. Viele Menschen leben entweder in der Vergangenheit oder denken zukunftsorientiert – den Wenigsten gelingt ein bewusstes Leben im Jetzt. Für den Sterbenden ist dieses Leben und Denken mit einem Mal vorbei. Mit dem Gefühl, plötzlich etwas im Leben verpasst oder nicht geschafft zu haben, dem „Das war alles?" sehen sich Menschen im Angesicht schwerer Krankheiten, Schicksalsschläge oder des Todes beinahe immer konfrontiert. Zeit ist ein zentrales Thema im Sterbeprozess. Typische Fragen oder Aussagen deuten darauf hin: „Wie viel Zeit bleibt mir noch? Schaffe ich es noch bis zum Geburtstag meiner Enkelin? Erlebe ich noch den Frühling?" Sterben bedeutet den Verlust der Zukunft. Die Auseinandersetzung mit der eigenen Endlichkeit macht die Zeit für den Sterbenden oft knapp. Auch für die Angehörigen ist der nun mehr begrenzte Zeitfaktor oft unfassbar: „Aber gestern hat er doch noch …", „Dass sie sich in den letzten drei Tagen so verschlechtern konnte …" Es ist Teil der Sterbebegleitung, mit Angehörigen über Zeit zu sprechen. Dazu gehört auch, zu klären, wer oder wann informiert werden soll, wenn die Zeit knapp wird, der Zustand sich verschlechtert oder der Sterbeprozess rasch voranschreitet. Viele Angehörige können die nun zu Ende gehende Lebenszeit nicht fassen. Sie glauben, der Patient ist krank, aber er wird schon wieder gesund werden. Sie wollen nicht wahrhaben, dass es Heilung nicht mehr gibt. Andere sind sich des Sterbens und Abschiednehmens wohl bewusst und sitzen Tag und Nacht am Bett, um den Sterbenden in seinen letzten Stunden nicht alleine zu lassen. Sie verbringen soviel Zeit wie möglich miteinander. In diesen unterschiedlichen Verhaltensweisen sollte keine Bewertung liegen. „Der Angehörige" sollte nicht pauschalisiert werden – auch er benötigt Zeit, sich der Wahrheit und Endlichkeit des Sterbenden zu stellen.

Da es im Sterben um die letzte Lebens-Zeit geht, stellt Zeit und der Umgang mit ihr ein sensibles Thema in der Begleitung dar. Je nach Wunsch des Patienten sind Uhren oder Kalender in Sicht- und Reichweite. Der eine braucht die Orientierung, sucht sie am Kalender – Tag, Monat, Jahreszeit, Tagesspruch – oder anhand seines Weckers. Der andere erträgt die sichtbar verrinnende Lebenszeit einfach nicht. Besonders Funkwecker, die jede einzelne Sekunde anzeigen, halten das Ablaufen der eigenen Zeit oft brutal vor Augen. Manche Patienten möchten weder Uhr noch Kalender im Zimmer haben. Andere legen großen Wert auf das Umbinden der Armbanduhr. Der Umgang mit Jahreszeiten, mit Festen wie Ostern oder Weihnachten wird bewusst berücksichtigt. Dem Sterbenden soll dadurch eine Teilnahme am Leben, am Jahresverlauf und Alltag gegeben werden, Weihnachtsschmuck, jahreszeitentypische Blumen, Geburtstage vermitteln neben Lebendigkeit und Orientierung auch Hoffnung oder Abschied: Abschied vom Leben, von Menschen und Dingen. Viele denken: „Das ist mein letztes Weihnachten" oder „Meinen 80sten Geburtstag will ich noch schaffen", „Einmal noch den Frühling riechen". Vielen Sterbenden verleiht der Wunsch, eine Jahreszeit noch einmal zu erleben, ein Fest oder eine Taufe mitzufeiern, letzte Lebenskraft. Nicht selten schaffen sie es mit ihren letzten Kräften, das selbst gestellte Datum noch zu erleben und sterben kurz darauf. Manche quälen sich noch so lange zu leben, um Angehörigen diesen Wunsch zu erfüllen. In Gesprächen kann dies Inhalt sein und dabei helfen, Hoffnung zu schöpfen oder loslassen zu können.

3.4.4 Religion und Spiritualität

Was kommt nach dem Tod?

Angst vor der Endgültigkeit und dem Danach

Neben der Angst vor einem qualvollen Sterben, vor Schmerzen oder langem Leiden ist es vor allem die

Endgültigkeit des Sterbevorgangs, die Unmöglichkeit, dem eigenem Sterben entkommen zu können, und die Ungewissheit um das Danach, was den Sterbenden beschäftigt: Was geschieht mit mir nach dem Sterben? Was kommt nach dem Tod? Gibt es ein Leben danach? Vor allem die Religion oder Spiritualität versucht, Fragen nach dem „Danach" zu beantworten. Die Frage nach dem Jenseits soll mit Hilfe von spirituellen Antworten gemildert werden und den Sterbenden beruhigen, ihm Gewissheit darüber schenken, was auf ihn zukommt, was ihn „Drüben" erwarten könnte. Je nach Religion oder spiritueller Haltung können die Vorstellungen und Erwartungen jedoch von angstmachenden oder befreienden Auffassungen geprägt sein. Sie können im Sterben beruhigen oder ängstigen. Über Jahrhunderte schwanken Religionen zwischen paradiesischen, erlösenden als auch bedrohlichen Vorstellungen: Von Himmel und Hölle, vom Fegefeuer und dem Jüngstem Gericht, von der Endlichkeit des Menschen als auch dem Weiterleben nach dem Tod. Das Danach anhand der Jenseitsvorstellungen verschiedener Religionen zu erklären zu versuchen, lässt bis heute Zweifel in vielen Menschen zurück. Die Ungewissheit über das, „was danach" kommt, die alternativen Jenseitsvorstellungen unterschiedlicher spiritueller Richtungen beunruhigen den Menschen, der nach Sinn und Frieden in seinem Leben und Sterben sucht. Die religiösen Bedürfnisse, spirituellen Fragen oder Wünsche eines Sterbenden haben ihren Raum und vor allem ihre Berechtigung in der Begleitung und Betreuung Sterbender und ihrer Angehörigen. Sie sind ein wesentlicher und wichtiger Teil dieser Arbeit. Dem Sterbenden sollte Respekt und Achtung gegenüber seiner Glaubensrichtung und Spiritualität eingeräumt werden. Dementsprechende Symbole, Rituale oder Wünsche sollten bei Pflegenden und Seelsorgern Berücksichtigung finden. Pflegende in der Sterbebegleitung sollten über verschiedene Religionen oder spirituelle Richtungen informiert sein, ggf. Fortbildungen besuchen. Wichtig ist es für Pflegende sowie für den Sterbenden oder trauernden Angehörigen, einen Umgang damit zu finden. Hilfreich ist hier der „Koffer der Möglichkeiten" (> Kap. 7.2), der allen Beteiligten Symbole, Worte oder Bilder an die Hand gibt, um spirituellen Beistand zu ermöglichen. Bei der religiösen Begleitung ist es entscheidend, offen der individuellen Glaubensrichtung gegenüber zu stehen und sie als solche zu akzeptieren. Dabei sollte nicht allein auf vertraute kirchliche Symbole zurückgegriffen werden, sondern z. B. kulturell oder national geprägte Religionen und religionstypische Rituale sollten bekannt sein.

Beispiel: Während in Norddeutschland mehr der evangelische Glauben praktiziert wird, so beherrscht der Katholizismus vor allem Süddeutschland. Einer wendet sich an Gott, der andere an Mutter Maria. Dementsprechend religiös sind die „letzten Wünsche" eines Sterbenden geprägt, oder er bedarf vertrauter ritueller Handlungen seines Glaubens: Abendmahl, Krankensalbung, Vaterunser oder Ave Maria. Sterbende ziehen sich in ihrer letzten Zeit oftmals in sich selbst zurück, suchen Ruhe, brauchen Zeit zum In-sich-kehren-Können. Betreiben Rückschau über ihr Leben und ihr Verhältnis zu Gott (Mutter Maria, Buddha). Nicht wenige Patienten wünschen stillen Beistand in Form von Gebeten, Psalmen, Symbolen, suchen das Gespräch über Gott und finden Halt und Trost in Form von spirituellen Symbolen: einem kleinen Kreuz, einer Statue der Mutter Maria oder Buddhas, einem Schutzengel oder im Schweigen miteinander. Oder daran, dass ihnen jemand die Hand hält, bei ihnen am Bett sitzt, im Blickkontakt und Berührungsgesten mit den Begleitern.

KAPITEL 4
Die Rolle der Pflegenden in der Sterbebegleitung

4.1 Sterben und Tod – Tabuthemen in Pflege und Medizin 38

4.2 Pflegende als Sterbebegleiter 39

> Zwischen dem, was theoretisch für Sterbebegleitung wesentlich ist, und dem, was man am Sterbebett zu tun im Stande ist, können Welten liegen.

4.1 Sterben und Tod – Tabuthemen in Pflege und Medizin

Diagnosen über eine „begrenzte Lebenserwartung", „Hospizbedürftigkeit" oder „Finalpflege" für „austherapierte" Patienten gelten auch heute noch als etwas, das in Pflege und Medizin keinen Platz hat. Unheilbare Krankheiten, Sterben und Tod werden immer noch als Versagen verstanden. Dass Krankheiten nicht immer behandelt werden können, dass nicht jeder Krebs operabel ist, dass Gesundheit und Heilung auch Grenzen haben und Menschen sterben, wird selten akzeptiert.

Die Vorstellungen gehen dahin, dass Sterben etwas ist, was anderen passiert, aber nicht einem selbst, dass Sterben nur dann etwas Natürliches ist, wenn man nach einem langen Leben im Alter stirbt, nicht aber bei Kindern, jungen Menschen oder in der Lebensmitte. Es scheint, als ob dies für uns Menschen nicht fassbar ist, nicht richtig. In diesem Sinn spiegelt sich auch das berufliche Selbstverständnis von Pflegenden und Ärzten deutlich wider. Die moderne Medizin und Pflege tun alles Menschenmögliche, um Patientenleben zu erhalten oder zu verlängern, nicht selten um den inhumanen Preis eines unwürdigen, unnötig langen oder qualvollen Sterbens: Und darin liegt ein eklatanter Widerspruch der gesellschaftlichen Anforderungen. Einerseits soll medizinisch-pflegerisch alles getan werden, um Heilung zu erlangen; sobald aber diese Ansprüche erfüllt werden, spricht man andererseits vom „unmenschlichen, unwürdigen Sterben im Krankenhaus" und der Ruf nach besseren Bedingungen für ein humanes Sterben in Kliniken, Pflege- und Altenheimen wird laut. Alternativen sind zunehmend gefragt. Dass dieser doppelte Anspruch von lebensverlängernden/lebenserhaltenden Maßnahmen und gleichzeitig „gutem Sterben" sich gegenseitig ausschließen, wird dabei selten bedacht. Im Krankenhausbetrieb sind Pflege und Therapie stets an der Heilung des Patienten und letztlich seiner Entlassung orientiert. Das berufliche Selbstverständnis von Pflegenden und Ärzten liegt hier im beidseitigen Einverständnis: Medizin und Pflege sind auf einen heilbaren und nicht auf einen sterbenden Patienten ausgerichtet! Dementsprechend häufig zeigen sich Versagens- und Schuldgefühle, sobald dies nicht gelingt: Wenn ein Patient unheilbar krank ist, Therapien nicht anschlagen, wenn bewährte Pflegekonzepte nicht greifen und Pflegeziele nicht erreicht werden. Der mögliche Tod eines Patienten wird nicht einkalkuliert.

Nur allmählich begreifen Gesellschaft, Medizin und Pflege, dass Sterben als natürlicher Teil des Lebens dazu gehört. Die Pflege unheilbarer Patienten, die Begleitung und Betreuung Sterbender und ihrer Angehörigen stellen mittlerweile ein eigenes palliatives Arbeitsfeld dar: Sterbebegleitung, Palliative Care und Hospizarbeit, Palliativmedizin und Schmerztherapie sind Antworten auf diese Entwicklung und ein deutliches Zeichen des Umdenkens. Patienten mit unheilbaren tödlichen Krankheiten stellen eine neue Art der medizinischen und pflegerischen Herausforderung dar. Es geht nunmehr nicht um kurative *(heilende)*, sondern um palliative *(lindernde)* Medizin und Pflege, um Hilfestellungen und Lösungswege für den Sterbenden als neue Art von Patient. Hospizinitiativen, stationäre Hospize und Palliativmedizin engagieren sich für ein würdiges Sterben, Schmerzlinderung und Lebensqualität bis zuletzt.

Probleme der Umsetzung

Dem neuen palliativen Aufgabengebiet steht jedoch die ernüchternde Realität des Klinik- oder Heimalltags sowie der ambulanten Pflege gegenüber. Der Umsetzung eines würdigen Sterbens in Institutionen oder zu Hause steht eine Reihe von Schwierigkeiten gegenüber. Für Sterbebegleitung sind im Pflegealltag die personellen und zeitlichen und auch die finanziellen Ressourcen (Palliative Care Ausbildung/Abrechnungsmodus im ambulanten Bereich) weitestgehend ausgeschöpft. Dem hohen Betreuungsaufwand sterbender Patienten und Angehöriger kann man dabei kaum gerecht werden. Dennoch sollte man die Entwicklung und den Zuwachs an Palliativ- und Schmerzstationen, stationärer Hospize und Hospizinitiativen nicht aus den Augen verlieren. Dauerhafte und fruchtbare Veränderungen brauchen einen langen Atem. Mittlerweile etablieren sich Fachausbildungen für Hospiz- und Trauerbegleiter, Palliative Care (> Kap. 3.1) und Pain Nurse sowie für Palliativmediziner und Schmerzspezialisten. Derzeit wird an der Umsetzung von mobilen 24-Stunden-Palliative-Care-Teams gearbeitet, die als zukünftiges Netzwerk zwischen Institutionen, Palliativstationen, Hospizen, ambulanten Diensten und privaten Haushalten die Versorgung und Begleitung Schwerstkranker und ihrer Angehörigen gewährleisten sollen.

Angehörige als Sterbebegleiter

Neben der steigenden Anzahl palliativer Pflegekräfte sind es dennoch meist Angehörige, die Sterbende begleiten. Die Mehrzahl fühlt sich mit dieser unerwarteten Aufgabe überfordert. Die Wenigsten haben Ahnung von Pflege, kaum einer hat bisher einen Sterbenden erlebt. Die heutige Gesellschaft vermeidet nicht nur den Umgang mit Sterben und Tod, sie hat ihn auch „verlernt". Man ist gewohnt, dass der Tod in Krankenhäuser, Alten- und Pflegeeinrichtungen verlagert wird, die wenigsten können umsorgt zu Hause sterben; viele sterben einsam. Angehörige fühlen Abwehr und Ängste, sich mit Sterben auseinandersetzen zu müssen. Einen Menschen plötzlich im Sterbeprozess zu begleiten, stellt eine Überforderung dar. Viele sehen sich mit Problemen konfrontiert, die im bisherigen Leben keine Rolle spielten. Der Hilferuf nach „Fachleuten", die sich in palliativer Pflege und Medizin, aber auch in sozialen und finanziellen Belangen mit Sterben, Tod und Trauer auskennen, ist laut. Neben Unkenntnis und Erfahrungsmangel stößt man vielfach auf psychische Überlastung pflegender Angehöriger. Nicht immer ist das Sterben zu Hause die beste Möglichkeit für alle Beteiligten. Für manche ist die Dauerbelastung erdrückend, die Atmosphäre spannungsgeladen. Der Sterbende fühlt sich häufig familiärer Spannung ausgeliefert oder „überpflegt" und kann nicht zur nötigen Ruhe finden. Angehörige fühlen sich ungefragt in die Pflegerolle katapultiert, ihr Alltag gerät aus den Fugen, viele versorgen ihre Angehörigen entweder aus Schuldgefühlen heraus oder aber sie sind einer andauernden Überlastung ausgesetzt (Beruf, Kinder und Pflegen) und begleiten bis an den Rand ihrer Erschöpfung, gerade weil sie ein Sterben in Liebe und Geborgenheit ermöglichen möchten. In der professionellen Sterbebegleitung gehört deshalb neben der Pflege und Begleitung des Sterbenden immer auch die umfangreiche Betreuung und Trauerbegleitung der Angehörigen zu den wesentlichen Aufgaben (> Kap. 9). **Angehörige werden dabei als Patienten 2. Ordnung** verstanden. Die Unterschiede zwischen betreuenden Angehörigen und professionellen Sterbebegleitern soll die folgende Tabelle verdeutlichen.

Die Tabelle (> Tab. 4.1) verdeutlicht, wie gegensätzlich die Sterbebegleitung durch Angehörige oder professionelle Sterbebegleiter aussieht. Sie erklärt die Schwierigkeiten der eigenen Betroffenheit und zeigt die Möglichkeiten der professionellen Arbeit.

REFLEXION
Besprechen Sie die Tabelle 4.1! Ergänzen Sie!

4.2 Pflegende als Sterbebegleiter

Was sollten Pflegende als Sterbebegleiter können? Welche Anforderungen bringt die Pflege Sterbender mit sich? Welche persönlichen Fähigkeiten und fachlichen Kompetenzen sind von Bedeutung? Die folgende Übersicht soll dazu einen ersten Überblick geben.

Die Übersicht verdeutlicht, dass neben palliativer Pflege eine Vielzahl von anderen Kompetenzen in der Begleitung und Betreuung Sterbender und ihrer Angehörigen von Bedeutung sind. Neben **individuellen Eigenschaften,** wie Selbsterfahrung, der Bereitschaft zur Selbstreflexion (s. u.), die eine gewisse Lebensreife voraussetzen, sind spezielle **Fachkenntnisse** über Sterbe- und Trauerphasen als auch über Kommunikation erforderlich. Die Bereitschaft zur Fortbildung ist Voraussetzung. Da die Pflege Sterbender offen ist für alternative Methoden, können Pflegende hier eigenes Fachwissen gut umsetzen, wie z. B. Aromatherapie, die Anwendung von Wickeln oder Massagen.

REFLEXION
- Diskutieren Sie die Aufgabenfelder palliativer Pflege!
- Besprechen und ergänzen Sie sie!

Tab. 4.1 Unterschiede zwischen professionellen Sterbebegleitern und Angehörigen

Professionelle Sterbebegleiter aus der Pflege	Angehörige (Laien) als Sterbebegleiter
• Professionelle Distanz zum Sterbender • Beziehungs- und Vertrauensverhältnis aufgrund der Sterbesituation • Distanz zu den persönlichen Beziehungen/Angehörigen	• Enge Verbundenheit, involviert in (schwierige oder glückliche) Familienverhältnisse/Partner- oder Freundschaften, persönliche Betroffenheit und Anteilnahme
• Sterbebegleitung ist Teil des Berufs • Kenntnisse und Erfahrungshintergrund • Sterben und Tod sind vertraute Themen	• Sterbebegleitung ist eine neue Situation • Sterben, Tod, Trauer sind neue, beängstigende Ereignisse • Sterben, Tod, Trauer verursachen eine unerwartete neue Lebenssituation
• Begleiten Sterbe- und Trauerphasen	• Stehen Sterbephasen hilflos gegenüber; durchleben selbst Trauerphasen
• (Er)Kennen, Reflektieren und Berücksichtigen der Gefühle, Bedürfnisse und Verhaltensweisen des Sterbenden, z. B. Stimmungsschwankungen, Rückzug, Appetitlosigkeit	• Stehen dem Verhalten des Sterbenden hilflos gegenüber; Verständnislosigkeit, z. B. gegenüber dem erhöhten Schlaf- und verringerten Hungerbedürfnis
• Kontinuierliche Auseinandersetzung	• Verdrängen und Vermeiden des nahenden Todes; Nicht-wahrhaben-wollen, dass der Angehörige stirbt
• Annahme und Offenheit gegenüber dem Sterben • Palliative statt kurative Pflege • Unnötige Pflegehandlungen werden vermieden	• Kampf gegen Krankheit und Sterben, Wunsch, dass der Angehörige wieder gesund wird; z. B. Problem Ernährung • Es soll alles getan werden, damit der Angehörige nicht stirbt (parenterale Ernährung)
• Begleiten den Sterbenden im Sterbeprozess und Loslassen/„Gehen lassen"	• Wollen/können den Sterbenden nicht loslassen/gehen lassen

Selbsterfahrung und Selbstreflexion

Die Arbeit mit Sterbenden liegt nicht jedem. Sterben, Tod und Trauer sind Themen und Arbeitsgebiete, die bestimmte persönliche Eigenschaften und Haltungen voraussetzen. „Gute" Sterbebegleitung gelingt oftmals nur, wenn der Begleitende sich mit diesen Themen nicht allein fachlich, sondern vor allem persönlich auseinandergesetzt hat. Wenn er offen für die Endlichkeit seines Lebens und sich darüber bewusst ist, wenn er sich mit dem eigenen Sterben und Tod konfrontieren kann, wenn man über individuelle Erfahrungen und Verlusterlebnisse bezüglich des Todes eines nahen Menschen verfügt. Nicht wenige Pflegende haben selbst eine schwere Krankheit erlebt oder gar Erlebnisse mit dem Tod erfahren und bedingt dadurch einen ganz anderen Zugang zum Thema. Selbsterfahrung spiegelt sich in der Wahrhaftigkeit, Empathie und Akzeptanz gegenüber dem Sterbenden wider.

Ohne dass beide darüber sprechen müssen, spürt der Sterbende die Echtheit in der Begegnung und Beziehung zum Pflegenden ebenso wie mögliche Berührungsängste oder Schutzmechanismen eines Begleiters, der Angst vor dem Sterben hat. Der Pflegende als Sterbebegleiter begreift das Sterben als Teil des menschlichen Daseins. Als ebenso zugehörig zum Leben wie Krankheit und Gesundheit kann die Möglichkeit, nicht mehr geheilt zu werden oder zu sterben, besser akzeptiert werden. Aufgrund dieser Akzeptanz bringt der Sterbebegleiter eine Haltung der Bereitschaft und Offenheit mit, sich auf das Sterben eines Patienten einlassen zu können. Die Aufgaben in der Pflege orientieren sich nunmehr an dem, was für einen sterbenden Patienten und seine Angehörigen (noch) getan werden kann. Palliative Pflege und Sterbebegleitung bedeuten deshalb, auf unnötige Pflegehandlungen bewusst zu verzichten. Wenn es bisher in der Pflege vor allem wichtig war, möglichst viel für den Patienten zu tun – so heißt es nun, den sterbenden Patienten vor allem zu lassen: Nur wer das Sterben aushalten und damit zulassen kann, ohne sich in geschäftige Pflege zu flüchten, kann

Tab. 4.2 Aufgabengebiet Pflegender als Sterbebegleiter

Sterbebegleitung umfasst die Begleitung, Betreuung und Pflege Sterbender und ihrer Angehörigen		
Palliative (Care) Pflege (> Kap. 3.1) körperlicher Probleme und Bedürfnisse Sterbender	Wiederherstellen und Erhalten von Lebensqualität und relativem Wohlbefinden im Sterbeprozess	Symptomkontrolle Schmerzlinderung Linderung physischen, psychischen, sozialen Leidens
Begleitung und Betreuung psychischer Bedürfnisse Sterbender und ihrer Angehörigen	„Beziehungsarbeit" Entwickeln einer Vertrauensbeziehung zum sterbenden Patienten/zum Angehörigen	Angehörigenarbeit Trauerarbeit/Trauerbegleitung Abschiedsprozesse begleiten
Gesprächsführung	Sterbenden und Angehörigen mit Empathie, Akzeptanz und Kongruenz offen begegnen können	Zuhören können Pausen/Schweigen aushalten Gesprächsbereitschaft – auch zu schwierigen Themen – signalisieren
Fürsorge, Geborgenheit, Zuwendung schenken „Liebevolle Pflege ausdrücken"	Berührungsgesten- und Blicke Berührungsgespräche – stilles Miteinander Nonverbale Kommunikation	Zeit haben Sich Zeit nehmen Sterbenden und Angehörigen Zeit schenken
Spirituelle Bedürfnisse	Zeit, Raum und Akzeptanz verschiedener Glaubensrichtungen/individueller Spiritualität	Rituale anbieten/ermöglichen Seelsorge Aussegnung/Abschiedsrituale
Loslassen bisheriger Pflegekonzepte und Pflegeziele	In das Pflegekonzept der Palliative Care (> Kap. 3.1) eindenken, einfühlen Der Patient bzw. seine aktuelle Tagesverfassung (Schmerzen, Ruhebedürfnis) steht im Mittelpunkt	Individuelle Fähigkeiten/persönliches Wissen in die Pflege und Sterbebegleitung mit einbringen Phantasie, Spontaneität, kreative Lösungswege, Flexibilität
Selbstreflexion, Selbsterfahrung in der Auseinadersetzung mit Sterben, Tod, Trauer	Erfahrungshintergrund Lebensreife Offenheit und wenig Berührungsängste	Selbst- und Fremdwahrnehmung reflektieren, Erlebnisse mit Sterbenden/Angehörigen „verarbeiten" im Team (Übergabe/Fall- und Teambesprechung), Supervision
Über spezielle Fachkenntnisse verfügen, z. B. Sterbephasen (er)kennen, Symbolsprache Sterbender verstehen	Sterbebegleitung, Sterbephasen oder Trauerprozesse der Angehörigen erfordern Fachkenntnisse und Möglichkeiten der Hilfestellung	Bewusstes Wahrnehmen und Reflektieren können der Patientenreaktionen, z. B. Wut nicht auf sich beziehen; Aussagen nicht als Unsinn werten, sondern als Metaphern für Abschieds- und Sterbeprozesse erkennen

wirklich begleiten. Wem Sterben keine Angst macht, der kann einfach da sein, bei dem Sterben bleiben und schwierige Situationen bestehen.

REFLEXION
Setzen Sie sich mit dem Abschnitt auseinander!
- Was denken Sie dazu?
- Wie begreifen Sie Selbstreflexion und Selbsterfahrung für sich?
- Wie wichtig ist Ihnen das? (> Kap. 11)

Fachkompetenz

Wie alle Spezialgebiete der Pflege verlangt auch die Sterbebegleitung (> Kap. 4.2), die Angehörigenbetreuung (> Kap. 9) und Trauerbegleitung (> Kap. 10.4) bestimmte Fachqualifikationen und fordert von den Pflegenden die konstante Bereitschaft, sich weiterzubilden. Kenntnisse über den **Sterbeprozess** (> Kap. 2), **Sterbephasen** (> Kap. 2.1), **Glaubensrichtungen** und **Spiritualität** (> Kap. 7), **Trauer-**

phasen (▶ Kap. 10.2) und Fachwissen in **Kommunikation** und **Gesprächsführung** (▶ Kap. 5) sind dabei wesentlich. Basis der intensiven Beziehungsarbeit mit Sterbenden und Angehörigen sind dabei **Empathie** *(sich Einfühlen),* **Akzeptanz** *(Annahme des sterbenden Patienten/seines Sterbens)* und **Kongruenz** *(Echtheit).* Sterbebegleiter sollten sich einfühlen können in die Gedanken- und Gefühlswelt ihres Gegenübers, um nachvollziehen zu können, welche Sorgen und Themen den anderen beschäftigen oder belasten oder um Fragen begegnen zu können. Der Pflegende in seiner **Schlüsselrolle als Vertrauensperson und Ansprechpartner** sollte in Begegnungen und Gesprächen in dieser schwierigen Lebensphase **wahrhaftig sein**, den Fragen und Ängsten ehrlich gegenüber treten, die typischen **Stimmungsschwankungen und Gefühle** (Wut, Trauer, Verzweiflung, Hoffnungslosigkeit) kennen und für sich einordnen können. Dabei sollten die Fehler des Leugnens, Ausweichens und Generalisierens vermieden werden. Antworten sollten wahr sein, und Sterbenden und Angehörigen das Gefühl vermittelt werden, ernst genommen zu werden. Sie sollten in ihrer Wahrnehmung oder in dem inneren Wissen, was die Wahrheit ist, nicht getäuscht werden.

Dazu drei Beispiele:
- **Leugnen:** Patient: „Ich glaube, ich werde nicht wieder gesund." Angehöriger: „Es geht jetzt mit ihm wohl zu Ende. Er wird wohl sterben?!" Pflegender: „Ach was. Das wird schon wieder. Nun machen Sie sich mal keine Sorgen!"
- **Ausweichen:** Patient: „Ich glaube, ich sterbe." Angehöriger: „Er isst nicht mehr … Er schläft ja nur noch." Pflegender: „Jetzt wird erst mal gewaschen, dann sehen wir weiter!"
- **Generalisieren:** Patient: „Ich habe Angst vor dem Sterben." Angehöriger: „Dass uns das passieren muss." Pflegender: „Sterben gehört zum Leben dazu. Irgendwann trifft es jeden."

Aus Angst oder Hilflosigkeit gegenüber dem Sterben, den unbequemen Fragen und der Unausweichlichkeit des Todes flüchten Pflegende sich unbewusst in **äußere Aktivitäten** oder **vermeiden Gespräche oder Begegnungen.** In der Auseinandersetzung mit dem Sterbenden, den verzweifelten Angehörigen – und sich selbst – wird man begreifen, dass alles Wissen wenig hilft, wenn man kein Verhältnis, keine **eigenen Erfahrungen** oder Vorstellungen zu Sterben und Tod hat. Immer wieder wird man mit eigenen Lebens- und Sterbensängsten konfrontiert werden. Zwischen dem, was theoretisch für Sterbebegleitung wesentlich ist, und dem, was man am Sterbebett zu tun im Stande ist, können Welten liegen. Noch so viele Fortbildungen helfen nichts, wenn die eigene Betroffenheit zu stark ist. Es geht hierbei nicht darum, ein „abgeklärtes" Verhältnis zum Tod zu besitzen, sondern vielmehr darum, sich die Gefühle der Trauer, der Hoffnungslosigkeit und der Unvermeidlichkeit des Todes selbst zu erlauben. Auch die **eigene Betroffenheit**, z. B. die Trauer über einen Sterbenden, brauchen Raum. Es ist wichtig, sich dieser Gefühle nicht zu schämen, sie im Team zu teilen und mitzuteilen. Dabei ist der **Sterbende ein wertvoller Gegenüber.** Es sind nicht nur die Pflegenden, die geben, auch die Sterbenden bringen viel entgegen. Beide können voneinander lernen. Sobald ein sterbender Patient die Ehrlichkeit und Wahrhaftigkeit des Begleiters wahrnimmt, kann auch er dem „Nicht-auf-alles-eine-Antwort-Wissen" eines Pflegenden sehr wohl begegnen. Pflegende als Sterbebegleiter sollten die **Bereitschaft, vom anderen zu lernen,** mitbringen. Sie sollten begreifen, dass Sterbebegleitung ein wechselseitiges Geben und Nehmen, ein Auf und Ab der Gefühle auf beiden Seiten und des Miteinander im Reden und Schweigen bedeuten kann.

> **REFLEXION**
> - Finden Sie weitere Beispiele für Leugnen, Ausweichen, Generalisieren!
> - Kennen Sie das von sich oder Kollegen, sich in äußere Aktivitäten zu stürzen? Nennen Sie Beispiele!
> - Vermeiden Sie manchmal Begegnungen oder Kontakte mit Angehörigen oder Patienten? Wann und warum tun Sie das?

Entlastung schaffen

Trotz Selbsterfahrung, Reife und beruflicher Qualifikation hat der Sterbebegleiter **eigene Grenzen** der **individuellen Belastbarkeit.** Es ist unabdingbar, dass man in der Arbeit mit Sterbenden und Angehörigen die Möglichkeit zur Entlastung, etwa in der täglichen Übergabe, in Fall- und Teambesprechun-

gen oder Supervision (➤ Kap. 11.3) erfährt. Wichtig hierbei ist die **Reflexion** über das eigene Tun und das Empfinden bei der Sterbe- und Angehörigenbegleitung:
- Wie habe ich das Sterben von Frau M. erlebt?
- Wie betroffen hat mich das Desinteresse der Angehörigen gemacht?
- Wie stark berührt mich der eine oder andere Sterbende und warum?
- Was nehme ich bei mir wahr?

Neben der **Selbstwahrnehmung** ist auch die **Fremdwahrnehmung**, z. B. indem Kollegen etwas spiegeln, ein wichtiges Instrument in der Reflexion des beruflichen Tuns. Indem belastende oder Kraft zehrende Verhaltensweisen, Gedanken oder Empfindungen bewusst gemacht werden, können sich andere Verhaltensweisen entwickeln und Ausgleich geschaffen werden. Durch die **Teamarbeit** und den **Austausch mit Kollegen** kann man **Verständnis** und **Unterstützung** erfahren. Gerade die Sterbebegleitung ist ein so breitgefächertes, verantwortungsvolles Aufgabenfeld, dass es sich auf mehrere Schultern verteilen muss. In keinem anderen Pflegebereich sind so viele Personen gemeinsam für einen Patienten zuständig: Pflegende, Sozialarbeiter, Seelsorger, Ärzte, Ehrenamtliche, Servicekräfte. Nur in der Zusammenarbeit kann man diese umfangreiche und komplexe Arbeit bewältigen.

Gemeinsam sollten außerdem **Rituale** oder Möglichkeiten zur **Trauerbewältigung** und zum **Abschied nehmen** für Pflegende und alle anderen Beteiligten entwickelt werden. Trauer, Sterben und Tod sind Themen, die neben Austausch, Reflexion und einem Netzwerk der Zusammenarbeit nach **spirituellen** oder **religiösen Ritualen** verlangen. Viele Einrichtungen entwickeln eigene Umgangsweisen des Abschieds. Wenn ein Patient gestorben ist, kann für ihn eine Kerze im Eingangsbereich angezündet, vor seine Tür eine Rose gelegt werden. Neben einer würde- und liebevollen Versorgung des Verstorbenen (➤ Kap. 8), seiner Aufbahrung im Sterbezimmer oder Abschiedsraum – mit der Möglichkeiten, über eine gewisse Zeit selbst Abschied nehmen zu können – wird das Ritual eines gemeinsamen Gebets des Pflegeteams und der Aussegnung angeboten. Da Pflegende im Schichtdienst tätig sind, ist es wichtig, möglichst jeder Schicht (Früh-, Spät-, Nachtschicht) die Chance einzuräumen, den Verstorbenen noch einmal zu sehen und sich still von ihm verabschieden zu können. Aber auch in der festen Einrichtung eines 14-tägigen Aussegnungsrituals durch den Seelsorger können Sterbebegleiter, einen Platz für die eigene Trauer um einen Patienten finden.

Reflexion über Patientenreaktionen und Angehörigenverhalten

Neben der Reflexion über eigenes Verhalten, spielt auch das Einordnen können von Patientenreaktionen oder Angehörigenverhalten eine Rolle. Wichtig hierbei sind Kenntnisse über den Verlauf und Inhalt von Sterbe- und Trauerphasen (➤ Kap. 2.1, 10.2) und die damit verbundenen Gefühle, Stimmungsschwankungen oder typischen Verhaltensweisen. Wer nicht weiß, dass die Wut eines Sterbenden nicht auf ihn gerichtet ist, dass der Kampf ums Überleben des Sterbenden, das Einmischen in die Pflege bekannte Reaktionen Angehöriger sind, der könnte die Vorwürfe schnell auf sich beziehen. Es ist notwendig, hier unterscheiden zu lernen, zu wem die Gefühle oder Äußerungen gehören. Zu wissen, dass sie natürliche Reaktionen und Teil des Sterbe- und Trauerprozesses sind, bedeutet dann auch, anders damit um- und darauf eingehen zu können. Man muss lernen, dass diese Reaktionen nicht den Sterbebegleitern, den Pflegenden oder der Pflege selbst gelten, sondern vielmehr Anteile des Loslassens darstellen. Dieses häufig falsch verstandene Patientenverhalten oder das im ersten Moment unverständliche Benehmen begleitender/trauernder Angehöriger sollte im gegenseitigem Austausch mit Kollegen, in Übergaben u. a. unbedingt thematisiert werden. Darüber hinaus bietet die Supervision (➤ Kap. 11.3) Raum für diese schwierigen Themen.

KAPITEL 5
Kommunikation in der Sterbebegleitung

5.1	Grundlagen der Kommunikation	46
5.2	Kommunikationsverhalten Sterbender	48
5.3	Gesprächsführung	49
5.4	Gesprächsbausteine in der Sterbebegleitung	51
5.5	Symbolsprache	52

Pflegen ist Kommunikation.

Kommunikation ist ein wesentliches Arbeitsmittel in der Pflege: alle Pflegemaßnahmen am Patienten, die Beziehung zum Sterbenden, der Kontakt zu Angehörigen, die Zusammenarbeit und der Informationsaustausch im Team und mit Ärzten – alles geschieht dadurch, dass man miteinander in Kontakt steht und kommuniziert.
(Kulbe, A.: Grundwissen Psychologie, Soziologie, Pädagogik. Lehrbuch für Krankenpflegeberufe, 2. Aufl. 2008)

5.1 Grundlagen der Kommunikation

Definition: Kommunikation ist der gegenseitige Austausch von Informationen zwischen Kommunikationspartnern mit Hilfe von Kommunikationsmitteln.

Gegenseitiger Austausch bedeutet, dass **beiderseits** Mitteilungen (Aussagen/Infos) zwischen zwei oder mehr **Personen** (den an der Kommunikation/ dem Gespräch beteiligten **Kommunikationspartnern**) immer wieder hin und her getauscht werden, d. h. einer sagt etwas **(Sender)**, der andere **(Empfänger)** hört die Nachricht und reagiert darauf, indem er antwortet. Es findet also ein Wechselspiel zwischen Sender und Empfänger statt, wobei jeder Beteiligte mal Sender, mal Empfänger ist. Kommuniziert wird über verschiedene **Kommunikationsmittel** (Medium), wie z. B. durch die **gesprochene Sprache** (Stimme z. B. bei der Übergabe/Telefon/Radio) oder **Schriftsprache,** etwa Pflegedokumentation, Arztbriefe, Fax, Namensschilder. Dargestellt im einfachen **Kommunikationsmodell** in Abbildung 5.1.

REFLEXION
- Zeichnen Sie dasselbe Modell mit einer möglichen Antwort von Ole!
- Zeichnen Sie weitere Beispiele, z. B. bei Schriftsprache!

(Kulbe, A.: Grundwissen Psychologie, Soziologie, Pädagogik. Lehrbuch für Krankenpflegeberufe, 2. Aufl. 2008)

Verbale und nonverbale Kommunikation

Kommunikation wird unterschieden in **verbale,** d. h. alles **Gesprochene** oder **Geschriebene** (Schrift- und Stimmsprache), und **nonverbale** Kommunikation, **alles nicht Sprachliche,** wie z. B.:
- **Gestik** – kann das Gesagte begleiten, unterstützen oder verstärken durch Körperhaltung (abweisend/zugewandt), Bewegung der Hände, Arme, Beine, Füße, z. B.: Verschränkt ein Angehöriger seine Arme (Schutz- oder Trotzgeste)? Wie liegt der Patient entspannt im Bett?

!Gestik kann durch Schmerzen, Lähmungen oder Tumore behindert sein.
- **Mimik** – Stirnrunzeln, Lächeln, Weinen, Blick, Lippen – spiegeln oft begleitend und unbewusst die wahren Gedanken und Gefühle, z. B. Sympathie, Ekel, Ärger.

!Mimik kann durch Lähmungen und Schmerzen beeinträchtigt, verzerrt, entstellt sein.
- **Stimme** – Lautstärke, Tonlage, Betonung, Formulierung – laut/leise, weinerlich, schrill, dunkel,

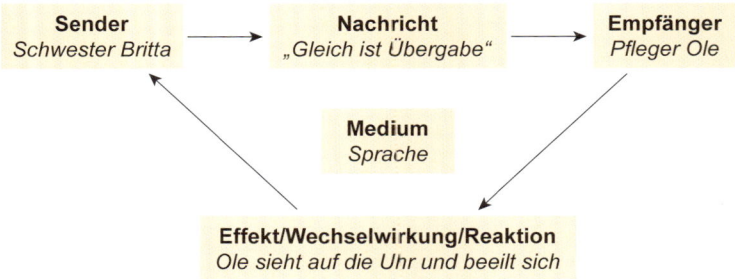

Abb. 5.1 Einfaches Kommunikationsmodell mit Beispiel

5.1 Grundlagen der Kommunikation

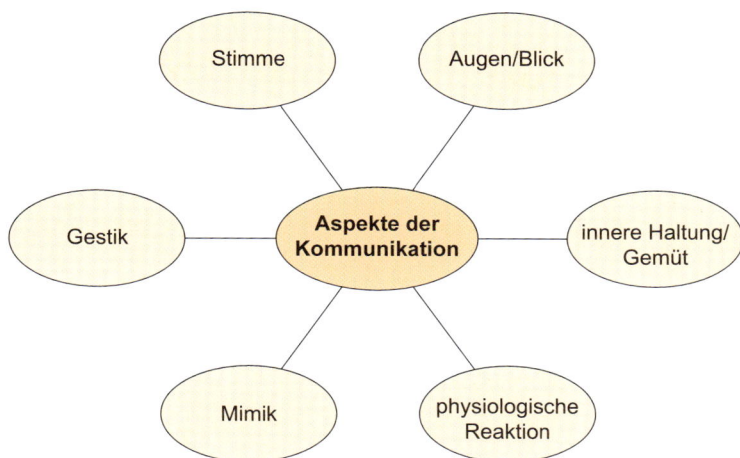

Abb. 5.2 Verbale und nonverbale Kommunikationselemente

ironisch, freundlich, drohend; Dialekt, z. B. plattdeutsch/ bayerisch.
!Sprache kann durch Medikamente/Hirnmetastasen verwaschen, verlangsamt sein.
- **Augen/Blick** – Besteht Blickkontakt? Weicht der Patient meinem Blick aus? Hat der Sterbende geschlossene Augen (signalisiert Rückzug, Ruhebedürfnis) oder sieht er mich angstvoll an? Spiegeln Augen Schmerzen, Leiden wider?
!Im Sterben sind die Augen oft nach oben (himmelwärts) gerichtet oder man hat den Eindruck, der Sterbende sieht durch einen hindurch oder „in die andere Welt".
- **Innere Haltung/Gemüt** – Weinen, Lachen, Sarkasmus, Aggressivität drücken Stimmungen aus, spiegelt die Seelelage oder Gedanken des Patienten wider.
- **Physiologische Reaktionen** – Erröten, Schwitzen, Gänsehaut, Zittern, Atemnot, Husten, Nervosität, Kratzen, Nesteln, Ruhe, Schonhaltung.
- **Körperkontakt in der Pflege** – Beruhigende und tröstende Berührungen, Handhalten, Haut- und Körperpflege, palliative Pflege wie einölen, massieren, Basale Stimulation.

(Kulbe, A.: Grundwissen Psychologie, Soziologie, Pädagogik. Lehrbuch für Krankenpflegeberufe, 2. Aufl. 2008)

Der kranke oder sterbende Körper mit seiner spezifischen **Körperkommunikation** dient oft als „Sprachrohr" für Ungesagtes oder spiegelt die Ohnmacht und Sprachlosigkeit wider, die sterbenskranke Menschen begleitet, z. B. über charakteristische Symptome Sterbender wie dauernde Übelkeit, Schmerzen als auch Hoffnungslosigkeit über die tödliche Diagnose. Da Pflege am sterbenden, oftmals durch Tumorkachexie und Metastasen ausgemergelten und entstellten Körper geschieht, entstehen zwischen Pflegenden und Sterbenden häufig Scham- oder Ekelgefühle, aber auch eine eigentlich unnatürliche Vertrautheit und Nähe. Gerade der professionell sensible und kreative Umgang mit diesen Situationen kann durch Palliativpflege ganz eigene und besondere Beziehungen wachsen lassen. So kann beim Verbandswechsel der hässlichen, übelriechenden, blumenkohlartigen Geschwüre eines Melanoms ein gemeinsamer, neuer Umgang damit entstehen. Der zeitaufwendige Verband ermöglicht beispielsweise gemeinsame Zeit, um darüber zu sprechen. Der Scham des Patienten über den Geruch kann pragmatisch mit Aromaspray begegnet werden (viele Patienten sprühen dann selbst), die Unfassbarkeit über die Entartung kann gemeinsam geteilt werden.

REFLEXION
- Finden Sie anschauliche Beispiele aus der palliativen Pflege dazu!
- Was kann durch intensive Pflegesituationen entstehen?
- Wie sieht es mit Humor aus?

Die **Persönlichkeit** und die **äußere Erscheinung** spielen eine wichtige Rolle, z. B. ob ein Patient verwahrlost aussieht oder sehr gepflegt wirkt. Auch individuelle Kleidung (eigener Schlafanzug), persönliche Dinge (Was liegt auf dem Nachttisch? Wird eigene Bettwäsche benutzt?) oder die Einrichtung des Patientenzimmers (gemütlich oder karg) fließen mit in die Kommunikation ein. Gerade auf Palliativstationen oder in Hospizen wird Wert auf „die persönliche Note" gelegt. Zimmer können individuell gestaltet werden, eigene Kosmetikartikel und Kleidung werden weiterhin benutzt, Vorlieben z. B. Lieblingsmusik/Fernsehserien werden unterstützt.

5.2 Kommunikationsverhalten Sterbender

Bei der Pflege und Begleitung Sterbender kann festgestellt werden, dass sich im Laufe der Zeit mit dem Voranschreiten der finalen Krankheit und dem Näherkommen des Todes das Kommunikationsverhalten oftmals verändert. Von der Aufnahme/dem Erstkontakt bis zum Tod kann man verschiedene Kommunikationsbedürfnisse beobachten:

Tab. 5.1 Kommunikationsbedürfnis

I. Erhöhtes Kommunikationsbedürfnis: Bei starkem Mitteilungsbedürfnis, vielen Fragen, Kennen lernen, Erstkontakt, Aufnahme, Kontakten zu „neuen Gesichtern", wie Pflegende, Sterbebegleiter, Palliativärzte, Mitarbeiter aus Hospizinitiativen, Hospizpflegedienst, Palliativstation, Hospiz, Angehörigen	**Inhalte:** Auseinandersetzung mit der Diagnose/Krankheit, dem möglichen Tod: Warum ich? Wut, Abwehr und Verzweiflung
	Vorrangig Kommunikation über die meist im Vordergrund stehenden belastenden körperlichen Symptome und die Schmerzeinstellung, Ängste vor Morphin
	Ankommen und sich einrichten, Fragen zum Ablauf, zu Personen, Kontakt herstellen, Beziehungen zu Pflegenden aufbauen
	Anfangs sind Angehörige sehr aufgeregt, wollen für den Patienten nur das Beste, richten Zimmer ein, bringen Essen mit, haben Schuldgefühle, großer Gesprächsbedarf mit Pflegenden – Inhalte: Ist mein Angehöriger hier auch versorgt? Auseinandersetzung und Konfrontation über Essens- und Schmerzproblematik, über das Verstehen von palliativer Pflege und darüber, dass der Wunsch des Sterbenden über ihrem steht
II: Verringertes Kommunikationsbedürfnis Wenig Kontakt, möglichst kein Besuch, Gesprächsbereitschaft nimmt deutlich ab. Wenn Sterbender kommunizieren möchte, dann mit wenigen und bestimmten Menschen (vertraute Pflegende, engste Angehörige, Pastor/Religionsvertreter) Signalisiert durch vermehrtes Schlaf- und Ruhebedürfnis, Rückzug, Innenschau, Lebensbilanz, religiöse Auseinandersetzung	Sind die körperlichen Beschwerden gelindert, treten seelische und spirituelle in den Vordergrund: **Inhalte:** Sinnfragen, das eigene Leben überdenken, Selbstvorwürfe, Trauer über Ungelebtes; innere Kämpfe ebenso wie Frieden „mit sich und Gott" suchen/finden – oder nicht finden können
	Beten, religiöse Rituale, Symbole und Gespräche über Glauben(sinhalte), über das Leben nach dem Tod; Gespräche mit Pflegenden oder Religionsvertretern ggf Wunsch nach Krankensalbung, Segen o. Ä.
	Viele hören ihre Lieblingsmusik, Entspannungsmusik, mögen Vorlesen, Schweigen
	Sterbende lehnen vermehrt Pflege ab, genießen stille Pflege etwa einölen, eincremen, Zuwendung, Schweigen, Schutz vor zuviel Besuch
III. Symbolsprache Sterbender ist entweder unruhig, berichtet vermehrt von Personen im Zimmer – oder wird auffällig ruhiger (z. B. nach den inneren Kämpfen), hält sich an Pflegenden fest, gestikuliert vor sich hin, spricht mit sich und anderen (für andere nicht sichtbaren) Personen, spricht in Symbolen oder für andere unverständlich	Der Tod kommt näher, wird für den Sterbenden und Pflegende spür- und sichtbar (Sterbesymptomatik): **Inhalte:** Berichten von Verstorbenen oder sehen den Tod im Zimmer, fragen oftmals andere, ob sie dies auch sehen können Sprechen in Symbolen und Bildern, z. B. Reise, Berg, Schuhe
	Durchleben vergangener Traumata aus Kindheit oder Krieg – entsprechende Inhalte, wie der Frage nach „Mama" oder „Ist noch Brot da?"

Palliative Care – Pflegetipp

Wenn Sterbende immer weniger und am Ende gar nicht mehr sprechen mögen, geschieht die Kommunikation vor allem nonverbal. Durch die entstandene Beziehung zwischen pflegenden Sterbebegleitern und dem Sterbenden kann zumeist auch ohne viel Worte miteinander kommuniziert werden. Durch Blicke, vorsichtige Berührung und liebevoll-fürsorglichen Kontakt, durch die vertraute Stimme und vielleicht entwickelte Rituale, z. B. das kleine Kissen, das neben dem Gesicht liegt, mit dem Parfum eines geliebten Geruchs, mit der Lieblingsmusik zeigt man, dass man auch weiterhin still und dennoch da ist für den anderen. Stille Pflege geschieht am Ende des Lebens durch das empathische und professionelle Einfühlen in die Welt des Sterbenden: In der man bewusst immer weniger große Pflege betreibt, sondern vielmehr Pflege sein lassen kann, Pflege im Sinne des Sterbenden zurückstellt und das Bedürfnis nach Aufgehobensein und Zuwendung (im Sterben nicht allein gelassen zu werden) befriedigt, z. B. über gezielte Stimulation (Düfte/Musik/Wärme), Einölen und Cremen, erfrischende oder beruhigende rhythmische Waschungen (Lavendel oder Zitronenwasser), Kurzmassagen, fürsorgliche Gesten, wie der feuchte Waschlappen auf der Stirn, Bettsocken oder Wärmflasche. Dabei steht der stille Beistand, das Schweigen oder am Bett sitzen, der bewusste Körperkontakt als wortlose Mitteilung im Vordergrund.

Erweiterte Kommunikation im Sterben geschieht insbesondere über das Hörvermögen. Daher wird das gezielte Vermitteln von Wärme, Fürsorge ermöglicht, z. B. durch das Offenlassen der Zimmertür, das Lichtanlassen nachts, so dass vertraute Geräusche vom Flur, vom Tagesablauf, von Stimmen und Schritten der Pflegenden hörbar bleiben. Auch der Einsatz von leiser Musik, der Lieblingsserie, Hörspielen, Vorlesen, Singen oder Beten gehört dazu.

5.3 Gesprächsführung

Gesprächsführung ist die Kunst, gekonnt und gezielt Gespräche zu führen, positiv zu beeinflussen, zu lenken. Hierdurch können z. B. bestimmte Themen Sterbender (Sinnfindung) oder Probleme mit Angehörigen (Essen müssen) gezielt angesprochen werden, um eine bestimmte Wirkung damit zu erreichen (z. B. Informationsvermittlung, Entlastung).

Gesprächsarten

Sterbende und Angehörige wechseln häufig zwischen **Alltags- und Problemgesprächen.** Einerseits stehen die andauernde Beschäftigung mit der todbringenden Krankheit, die Sorgen und Ängste um das Sterben im Vordergrund (Konfrontation/Auseinandersetzung mit dem Tod), andererseits erleben Sterbebegleiter oft die bewusste oder unbewusste Verdrängung und Unglaublichkeit gegenüber dem Tod (Vermeidung, Beschönigung, Ignoranz der Tatsachen bis zum Ende). Pflegende müssen sich sensibel und gekonnt auf beide Ebenen einlassen können; mal ist es hilfreich, Sterbende abzulenken, mal ist es wichtig, zu beruhigen oder gezielt ein Gespräch mit Angehörigen zu führen. Immer geht es dabei um die Begleitung, um Hilfestellungen zur Bewältigung dieser letzten Lebenszeit. So können Plaudereien über Alltägliches, wie Wetter, Essen, Fernsehsendungen, als auch der Austausch über Persönliches, Familie, Arbeit, zu Hause, Kollegen, helfen, die Betroffenen aus der permanenten Beschäftigung mit der Sterbesituation herauszuholen. Neben der **Ablenkungs- und Entlastungsfunktion von Alltagsgesprächen** bilden sie zudem eine **Brücke zur Normalität, zum Leben „draußen",** das weitergeht. Viele Sterbende schätzen diesen Bezug zur Lebendigkeit; sie wollen trotz Krankheit am Leben teilhaben, sie brauchen die Geräusche, wie Geschirrgeklapper, das Lachen draußen auf dem Flur, sie erkennen mit der Zeit die Schritte und Stimmen vertrauter Pflegepersonen. Viele Laien gehen davon aus, in einem Hospiz, auf einer Palliativstation müsse man sich besonders rücksichtsvoll, ernst und ruhig verhalten – und genau das ist falsch: In diesen Bereichen darf (!) gelacht werden, dürfen Lebendigkeit und Fröhlichkeit beim Personal gelebt werden, in den Räumen spielt das Radio, in Patientenzimmern hört man Fernseher oder Hörspiele. Durch Farben und wohnliche Einrichtung wird eine positive Atmosphäre von Gemütlichkeit, Geborgenheit und zu Hause – aber auch von **Normalität** vermittelt.

REFLEXION
- Gehen Sie in ein Krankenhaus und nehmen Sie die Einrichtung, die Geräusche und Atmosphäre wahr!
- Besuchen Sie ein Hospiz, spüren Sie nach, welchen Eindruck es auf Sie macht.

Gesprächsthemen Sterbender

Sterbende im Bewusstsein ihrer letzten Lebenszeit beschäftigen sich mit bestimmten Themen oder Fragen, die zumeist ihr persönliches Leben und Sterben betreffen. Die individuelle Auseinandersetzung ist nicht immer für den Sterbebegleiter oder Angehörigen sichtbar. Vieles läuft innerlich ab, oft findet im Rückzug, in Ruhe, vielleicht während des vielen Schlafens und der großen Müdigkeit (lebens-müde) ein innerer Kampf mit sich selbst oder Gott statt. Nicht alle Sterbenden suchen bewusst den Kontakt und das Gespräch mit anderen, viele machen die Dinge mit sich selbst aus. Wieder andere brauchen besonders viel Aufmerksamkeit, viele Gespräche, viel Pflege und Zuwendung. Mancher stirbt leise, mancher laut und dramatisch. Um Sterbende zu begleiten, ist es wichtig zu wissen, um was ihre Gedanken und Gefühle kreisen:

- **Sinnfragen** – Warum ich? Wieso dieser Krebs? Warum muss ich jetzt schon sterben?
- **Konflikte** – Seinen Frieden suchen und finden, sich mit anderen versöhnen, verzeihen – im Unfrieden mit anderen sein, sich selbst nicht verzeihen können, Groll auf andere.
- **Selbstvorwürfe** – Hätte ich doch bloß anders gelebt (gesünder, wäre mehr gereist, hätte weniger gearbeitet, hätte mir mehr Zeit genommen für …)
- **Schuldgefühle** – Ich bin krank geworden, weil … Oder warum habe ich so und nicht anders gelebt?
- **Spirituelle Bedürfnisse/religiöse Suche/Fragen** – Was kommt nach dem Tod? Gibt es ein Leben danach? Ist Gott bei mir im Sterben? Sollte ich beten? Wie geht das? Welche Gebete oder Symbole geben mir Trost, Halt oder Schutz? Hinterlasse ich Spuren?
- **Sorgen** – Ob die Hinterbliebenen versorgt sind, ob ich Schulden hinterlasse, wie man ohne mich zurechtkommt, wer behält mich in Erinnerung?
- **Letzte Wünsche** – Ich möchte so gerne noch mal ans Meer, in die Berge, in die Natur, nach Hause.

REFLEXION
Überlegen Sie sich zu den aufgeführten Punkten Beispiele oder ergänzen Sie sie.

Grundhaltungen der Gesprächsführung

Der gezielten Gesprächsführung liegen bestimmte humanistische Grundhaltungen, wie **Empathie, Kongruenz** und **Akzeptanz,** zugrunde. Indem man dem Gesprächspartner mit diesen menschlichen Haltungen im Gespräch gegenübertritt, wird eine positive Gesprächsentwicklung gefördert. Darüber hinaus wird unterschieden zwischen **ich-zentrierter** und **partnerorientierter** Gesprächsführung. Im Alltag neigt man im Austausch mit anderen schnell dazu, eigene Ansichten, Meinungen oder Erfahrungen mit ins Gespräch einzubringen. Im partnerorientierten Gespräch nimmt man sich bewusst selbst zurück: lässt dem Sterbenden oder Angehörigen den Vortritt und gibt dem, was der Gesprächspartner zu sagen hat, genügend Raum und hält sich mit Ratschlägen, eigenen Ansichten oder „Patentrezepten" zurück. Vielmehr ermuntert man den anderen, zu erzählen, indem man „ganz Ohr" ist, Zeit mitbringt und sich zu ihm setzt. Bringt man zu rasch und zuviel von sich selbst ein, reagiert der andere meist mit Ablehnung oder gibt das begonnene Gespräch sogar auf. Er fühlt sich nicht mehr gesehen, denn jetzt ist er es, der zuhören soll.

- **Empathie** bedeutet einfühlendes Verstehen, sich in die Sichtweise des anderen hineinzuversetzen – zu versuchen, z. B. die Welt des Sterbenden jetzt mit seinen Augen zu betrachten. Wie sehen dessen Gefühle und Gedanken aus (Muss ich sterben? Wie viel Zeit habe ich noch)? Auf diese Weise kann man lernen, den anderen und sein Verhalten besser zu verstehen.
- **Akzeptanz** ist die grundsätzliche Wertschätzung gegenüber dem anderen. Der Pflegende versucht, dem anderen möglichst vorurteilsfrei zu begegnen, seiner Individualität (jeder stirbt auf seine Weise), seinem Verhalten (der Sterbende klingelt viel) erst einmal grundsätzlich offen gegenüberzutreten und alle anderen Empfindungen, wie Antipathie, Ekel, Ablehnung ebenso wie Sympathie, eigene Gefühle oder Gedanken, bewusst in Grenzen zu halten. So haben beide die Chance, einander ohne negative Vorbehalte kennen zu lernen – und möglicherweise lässt das Klingeln nach, wenn der Patient sich aufgehoben und fürsorglich behandelt fühlt.
- **Kongruenz** bedeutet Echtheit, Ehrlichkeit. Man versucht, möglichst authentisch zu sein indem,

was man sagt, tut, denkt und fühlt, wenn man im Kontakt mit dem Sterbenden oder seinen Angehörigen steht. Das beinhaltet gegebenenfalls auch die Äußerung eigener, vielleicht negativer oder kritischer Gedanken. Die eigenen Wahrnehmungen werden ernst genommen, wenn man z. B. merkt, dass man gegen den Ekel beim Verbandswechsel eines wuchernden Melanoms nicht ankommt, dann wird der Patient dies auch erkennen. Entweder äußert man die Gefühle ehrlich, aber einfühlsam oder bittet Kollegen, dies zu übernehmen. Falls der Patient dann nachfragt, gilt es, ehrlich zu sein. Kongruenz heißt aber keinesfalls ständig frei heraus seine Gedanken oder Gefühle mitzuteilen, fordert einen aber bewusst dazu auf, z. B. in der Sterbebegleitung eigene Grenzen wahrzunehmen oder zu seinen Tränen stehen zu können.

> **Palliative Care – Pflegetipp**
> Empathie, Akzeptanz und Kongruenz sind keine „Psychotechniken". Sie entwickeln sich vielmehr aus der eigenen Lebenserfahrung und individuellen Haltungen (Wert- und Lebensvorstellungen, meiner Weltsicht) und sind somit nicht wirklich erlern- oder trainierbar. Man kann die Haltungen aber berücksichtigen oder im Gespräch immer wieder bewusst machen.

> **REFLEXION**
> Besprechen und überdenken Sie die 3 Grundhaltungen: Empathie, Akzeptanz und Kongruenz.

5.4 Gesprächsbausteine in der Sterbebegleitung

Neben den genannten Grundhaltungen gibt es bestimmte Gesprächstechniken, die eine effektive Gesprächsführung positiv beeinflussen.

Aktives Zuhören lernen

Richtig hinhören, nicht überhören. Den anderen in Ruhe ausreden lassen und nicht ins Wort fallen – das fällt den meisten ziemlich schwer, mehr noch: Man nimmt meist gar nicht wahr, dass man sich ständig selbst einbringt mit dem, was man dazu denkt, meint, fühlt. Plötzlich ist man selbst der Erzähler und der andere hört zu. Genaugenommen hört auf diese Weise keiner dem anderen richtig zu. Zu lernen, aktiv zuzuhören und dem anderen Raum und Zeit zu ermöglichen, sich auszusprechen, fällt anfangs schwer. Man muss erst wieder üben, den andern nicht zu unterbrechen und sich mit seinen eigenen Worten zurückzuhalten.

> **REFLEXION**
> Üben Sie abwechselnd in einer Partnerübung, einmal dem anderen 5 Minuten aktiv zuzuhören.
> - Beobachten Sie sich selbst, wie oft haben Sie den Impuls etwas beizusteuern?
> - Wie schnell neigen Sie dazu, sich ungefragt einzubringen?

Pausen aushalten

Ebenso wie richtiges Zuhören gelernt werden muss, können viele schlecht Gesprächspausen aushalten. Schnell wird damit Langeweile oder peinliches Schweigen assoziiert oder dass man sich nichts zu sagen hat. Gesprächspartner empfinden dies jedoch unterschiedlich. Zum Nachdenken, Resümieren, Konzentrieren, Verarbeiten von Informationen braucht man Redepausen. Auch vor schwierigen oder belastenden Gesprächen benötigt man eine gewisse „Anlaufzeit". Für den Zuhörer ist es daher wichtig, diese Pausen auszuhalten, sie nicht aus Unsicherheit mit Kommentaren zu füllen oder vorschnell zu beenden.

> **REFLEXION**
> - Üben Sie in Gesprächen bewusst, Pausen auszuhalten!
> - Spüren Sie nach, wie Sie Schweigen in einem Gespräch ertragen oder wie schnell Sie nervös dabei werden.

Aussagen spiegeln

In vielen Gesprächssituationen der Sterbe- und Angehörigenbegleitung wird man mit schweren Themen zu Sterben und Tod, unangenehmen Fragen („Muss ich jetzt sterben? Geben Sie mir die erlösende Spritze?") oder ungewöhnlichen Dingen konfrontiert („Neben Ihnen, da sitzt der Tod. Ich sehe Verstorbene im Zimmer, Sie auch?"). Die Erwartungen an Pflegende als Gesprächspartner im Hospiz oder in der palliativen Pflege sind enorm hoch: Viele erhoffen sich kompetente Antworten, Lösungsvorschläge, fordern Aufklärung oder Erklärungen. Man soll in der Krise des Sterbens für alles Antworten parat haben. Dass auch Pflegende, Palliativmedizin oder palliative Handlungen dabei Grenzen haben, verstehen viele nicht. Wie kann man den Forderungen, diesen manchmal trotzigen, verzweifelten oder vorwurfsvollen Fragen begegnen? Wie kann man als Pflegender empathisch und kongruent reagieren? Der Gesprächsbaustein „Aussagen spiegeln" hilft dabei. Es gilt zu lernen, den Ball zurückzugeben. Das Gesagte mit eigenen Worten oder anders formuliert zu wiederholen. Durch das Wiederholen und Spiegeln des Gesagten, fühlt sich der andere ernstgenommen, wahrgenommen. Meist greift er daraufhin ohne Schwierigkeit den „Ball" von sich aus auf und erzählt weiter. Diese Technik beinhaltet die Möglichkeit, nicht immer auf die Fragen oder Vorwürfe zu reagieren, aber sie dennoch aufzunehmen und zu hören. Dazu folgende Beispiele in Tab. 5.2.

REFLEXION
Üben Sie in wechselnder Partnerarbeit (jeder ist mal Sterbender, mal Pflegender) jeweils das Spiegeln.

Distanz zum Inhalt

Gerade in der Arbeit mit Sterbenden und Angehörigen begegnet man Leid, Trauer, Verzweifelung und Schmerz. Das Schicksal und Sterben von Menschen, die man pflegt und auf dem letzten Weg begleitet, berührt. Daher ist es unbedingt notwendig, eine gewisse „professionelle Distanz zum Inhalt" in Gesprächen und Begegnungen aufzubauen. Auch Pflegende haben Grenzen in ihrer Belastbarkeit! Es gilt, sich bewusst vor zu vielen Gesprächen und Sorgen der/des anderen zu schützen! Insbesondere, wenn einen Lebensgeschichten oder Menschen berühren, wenn man Patienten ins Herz schließt. Sharing (etwas teilen, sich betroffen fühlen) heißt dieses Phänomen. Um Missverständnisse zu vermeiden: Es geht hierbei nicht darum, sich distanziert oder kühl zu verhalten. Empathie, Anteilnahme und Verständnis sind nach wie vor wichtig und richtig, dennoch sollte der Inhalt und der Stand der professionellen Beziehung im Vordergrund bleiben, man sollte nicht mit dem anderen verschmelzen.

5.5 Symbolsprache

Beginnt die akute Sterbephase, entdeckt man bei Sterbenden eine veränderte Kommunikation. Haben sie die letzte Zeit vor allem mit Schlafen, Schweigen oder In-sich-gekehrt-Sein verbracht, so kann es jetzt sein, dass sie einem mit einem plötzlichen Kommunikationsbedürfnis und sonderbaren Geschichten begegnen. Sterbende sind Grenzgänger zwischen Leben und Tod; einerseits ist der kranke Körper noch hier, andererseits ist die Seele schon „drüben" im Jenseits. Viele haben Begegnungen mit bereits Verstorbenen, dem Tod, Licht oder Engeln. Oder erzählen in Symbolsprache über Träume oder Visionen

Tab. 5.2 Beispiele für das Spiegeln von Aussagen

Patienten-/Angehörigenaussage	Gespiegelt/Umformuliert
Warum kann ich nicht einfach wieder gesund sein?	Sie wünschen sich, alles wäre wie früher. *Oder:* Es fällt Ihnen schwer, diese Krankheit anzunehmen.
Ich habe Angst vor dem Sterben!	Sie fürchten sich davor. Das ist etwas Schreckliches. *Oder:* Was macht Ihnen dabei Angst?
Erzählen Sie bloß nicht meiner Frau, wie es um mich steht. Das hält die gar nicht aus.	Sie meinen, sie kann das nicht ertragen? Sie meinen, es ist besser, nicht mit ihr darüber zu sprechen?
Geben Sie mir doch endlich „die Spritze"!	Sie wollen, dass es endlich aufhört. Dass es ein Ende hat.
Dauert es noch lange, bis mein Vater stirbt?	Sie würden gern wissen, wie lange es noch dauert? Wie lange er noch leiden muss?

von Reisen, Wanderschuhen, einem Berg, einem Weg, Koffer packen, Uhren und Zeit, dass Geld oder Essen knapp wird, sie durch ein Tor müssen, Heim kommen, ein Haus bauen oder verlassen. In diesen Symbolen wird deutlich, dass der Sterbende sich im wahrsten Sinne auf die letzte Reise macht. Viele Symbole sagen indirekt etwas über das „Gehen wollen und Loslassen wollen" aus und deuten auf den nahenden Tod. Bei traumatisierten Menschen können sich Kindheitserlebnisse wiederholen (Verlassen werden, Tod der Mutter, Verlustängste), bei älteren Menschen Kriegserlebnisse (Hunger, Bomben, Verdunklung). Für Sterbebegleiter ist es wichtig, diese Erzählungen nicht abzuwerten oder als Spinnerei abzutun, sondern diese als Symbolsprache richtig zu deuten. Oft besteht ein Redebedürfnis, dem offen und ermutigend begegnet werden sollte. Den Betroffenen machen die Bilder aus dem Jenseits selten Angst, eher die traumatischen Erlebnisse. Gut ist es daher, biografisch Prägnantes ggf. bei Angehörigen nachzufragen und zu dokumentieren (Biografiebogen).

REFLEXION
- Haben Sie solche Schlüsselwörter schon gehört?
- Wie war Ihre erste Reaktion auf „solchen Unsinn"?
- Diskutieren Sie die Symbolsprache!
- Besprechen Sie traumatische Ereignisse oder Kriegserlebnisse, die bei Sterbenden auftauchen können!

(Kulbe, A.: Grundwissen Psychologie, Soziologie, Pädagogik. Lehrbuch für Pflegende, 2. Aufl. 2008)

KAPITEL 6
Schmerzen erkennen, wahrnehmen, lindern

6.1	Schmerzanamnese	57
6.1.1	Schmerzkonzept und Schmerztoleranz	58
6.1.2	Schmerzarten	58
6.1.3	Schmerzeinschätzung	59
6.1.4	Schmerzskalen	61
6.1.5	Schmerzverstärker und Schmerzlinderung	61
6.2	Expertenstandard Schmerz	63
6.3	Klassische Schmerzbehandlung	63
6.3.1	Grundregeln und Ziele	63
6.3.2	WHO-Stufenschema	65

Jeder fühlt seinen eigenen Schmerz.

Auf die Frage: *„Wie möchten Sie sterben?"* finden sich immer wieder ähnliche Antworten:
- „Schnell und ohne Schmerzen."
- „Ich will nicht leiden oder lange dahinsiechen."
- „Am liebsten mitten aus einem Moment heraus, so dass ich nichts merke."
- „Plötzlich und schnell – Herzinfarkt – ohne langes Leiden!"
- „Im Schlaf, einfach nicht wieder aufwachen, hinübergleiten in den Tod."

Die meisten Menschen haben nicht unbedingt Angst vor dem Tod, sie haben vielmehr Angst vor dem Sterben, einem langen, qualvollen Sterben mit unerträglichen Schmerzen, verbunden mit Einsamkeit oder Abhängigkeit von anderen. Die heutige Sterbebegleitung greift diese Ängste auf. Sie spezialisiert sich zunehmend auf diese letzte Lebens- und Sterbesituation. Ziel dabei ist es, ein würdevolles Sterben zu ermöglichen, das sowohl seelische als auch körperliche, soziale und spirituelle Aspekte berücksichtigt sowie effektive Hilfestellungen anbietet.

REFLEXION
- Diskutieren Sie die beiden Zweige der Sterbebegleitung!
- Bringen Sie Beispiele dazu!

In diesem Kapitel geht es um das Thema Schmerz in der Sterbebegleitung. Was aber bedeutet Schmerz für den schwerkranken, sterbenden Patienten? Wie kann man Schmerzen erkennen und erfolgreich lindern? Ist ein schmerzfreies Sterben möglich?

Schmerz in der Palliativpflege

Erfolgreiche Schmerzlinderung ist ein erklärtes Ziel der **Palliativpflege** und -medizin. Hierbei geht es nicht mehr um kurative *(heilende)* therapeutische Maßnahmen, um mit allen Mitteln eine Genesung oder Lebensverlängerung zu erlangen. Schwerkranke und Sterbende mit zumeist unheilbaren, schmerzintensiven Erkrankungen bedürfen vielmehr palliativer *(lindernder)* Pflege und Medizin, um ein schmerzfreies Dasein zu ermöglichen. Palliativ-therapeutische Maßnahmen orientieren sich an den Bedürfnissen und der Situation des Patienten, um eine optimale Linderung seines Leidens und Sterbens zu erzielen. Das heißt, es wird nicht mehr „gekämpft", um z. B. den Krebs – und damit den Tod zu besiegen, es wird nicht länger mit allen Mitteln gegen das unvermeidbare Sterben angegangen. Vielmehr wird unter Palliativpflege die ganzheitliche Behandlung, Pflege und Begleitung Schwerkranker und Sterbender verstanden, die sowohl körperliche als auch psychische, soziale und spirituelle Bedürfnisse und Schmerzen in der letzten Lebensphase berücksichtigt. Die Pflegemaßnahmen richten sich nach der aktuellen Tagesverfassung und werden stets auf ihre Notwendigkeit hin überprüft: Pflegeroutine hat hier keinen Platz mehr. Erklärtes Ziel ist es, die letzten Wochen, Tage oder Stunden eines Patienten für diesen so angenehm wie möglich zu gestalten, und dazu gehört auch ein möglichst geringes Maß an Schmerzen. Die **Palliativmedizin** ergänzt deshalb die angemessene medizinische Versorgung und damit auch die Schmerztherapie von Patienten mit nicht heilbaren, tödlichen Erkrankungen. Auf unnötige Diagnostik, quälende Untersuchungen oder aggressive medikamentöse Therapie wird verzichtet. Diese re-

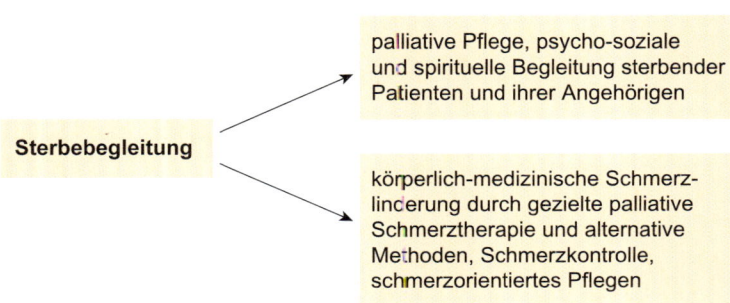

Abb. 6.1 Zweige der Sterbebegleitung.

lativ junge medizinische Fachrichtung, deren erste Palliativpflegestation 1983 in Köln eingerichtet wurde, hat den **sterbenden Menschen als „neuen" Patienten** mit spezifischen Schmerzproblemen und Bedürfnissen entdeckt. Gerade im Krankenhaus gilt ein sterbender, austherapierter Patient oft noch als „Misserfolg". Die Palliativpflege und -medizin haben sich hingegen zum Ziel gesetzt, Schwerkranken und Sterbenden zu helfen, auch in den letzten verbleibenden Wochen oder Tagen Lebensqualität durch Schmerzfreiheit, Begleitung und Pflege zu ermöglichen. Dennoch sind diese ermutigenden, fortschrittlichen Veränderungen noch nicht überall verbreitet. Häufig wird das Sterben durch die Apparate- und Intensivmedizin, Reanimation und lebensverlängernde Maßnahmen qualvoll verhindert, um das Leben um jeden Preis zu verlängern.

Schmerzmanagement

Um Schmerzen erfolgreich zu behandeln, wurde das so genannte **Schmerzmanagement** entwickelt. Hierbei geht es darum, Schmerzen einzuschätzen (➤ Kap. 6.1.3) und durch eine auf die Situation des Patienten zugeschnittene Behandlung Schmerzfreiheit oder zumindest -linderung zu erzielen. Die enge Zusammenarbeit mit dem Patienten ist dabei wesentlicher Bestandteil und ermöglicht eine individuelle Schmerztherapie. Die medikamentöse Schmerztherapie ist in erster Linie Aufgabe des Arztes. Den Pflegenden kommt aus verschiedenen Gründen eine Schlüsselrolle im Schmerzmanagement zu:
- Sie leiten den Patienten bzw. seine Angehörigen in der Schmerzeinschätzung an und unterstützen ihn.
- Sie übernehmen eine Vermittlerrolle zwischen Patient bzw. Angehörigen und Arzt.
- Sie unterstützen die medikamentöse Schmerztherapie und führen sie exakt durch.
- Sie wenden alternative Formen der Schmerztherapie an.

6.1 Schmerzanamnese

Die **Schmerzanamnese** ist eine multidisziplinäre Aufgabe. Den Pflegenden obliegt es dabei vor allem, den Patienten zu beobachten, Schmerzäußerungen wahrzunehmen und mit dem Patienten und gegebenenfalls seinen Angehörigen gemeinsam eine gezielte und regelmäßige Schmerzeinschätzung (➤ Kap. 6.1.3) vorzunehmen und diese dem Arzt zu übermitteln. Ziel der Schmerzanamnese ist es, eine möglichst **individuelle** Schmerztherapie zu entwickeln. Im Rahmen der **Schmerzanamnese** verschaffen sich die Pflegenden bzw. der Arzt einen Überblick über die bestehende Schmerzsituation, die Vielschichtigkeit der Schmerzen sowie über bisherige Erfolge bzw. Misserfolge der Schmerzlinderung. Die folgenden Fragen sind bei der Schmerzanamnese nützlich. Aber auch die Beobachtung des Schmerzverlaufs ist wichtig und kann mit diesen Fragen unterstützt werden. Bei der Befragung des Patienten ist es wichtig, die Fragen einfach und in einer gut verständlichen Weise zu stellen, damit der Kranke sie möglichst leicht und spontan beantworten kann.

Fragen zur Schmerzanamnese

- **Wo** tut es weh?

Ist der Schmerz lokalisierbar? Hat der Patient an mehreren Körperstellen Schmerzen? Strahlt der Schmerz aus?
- **Welcher** Schmerz steht für den Patienten im Vordergrund?

Gibt es verschiedene Schmerzarten? Wenn ja: Welche Beschwerden machen das Leiden hauptsächlich aus?
- **Wie** tut es weh?

Kann der Patient Angaben zur Schmerzart machen, z. B. spitz, bohrend (➤ Kap. 6.1.2)?
- **Wann** tritt der Schmerz auf?

Ist der Schmerz immer vorhanden? Ist er zu bestimmten Zeiten stärker, z. B. tagsüber oder nachts? Tritt der Schmerz eher im Ruhezustand oder bei Belastung auf?
- **Was** kann den Schmerz lindern?

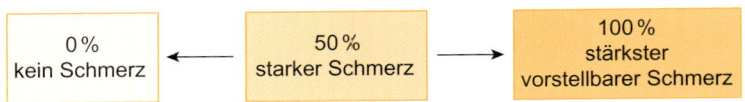

Abb. 6.2 Wahrgenommene Schmerzintensität.

Gibt es Situationen, in denen der Schmerz geringer ist? Gab es Medikamente, die zur Linderung geführt haben?
- **Wie** stark ist der Schmerz (Schmerzskalen > Kap. 6.1.4)?
- **Wie** fühlt sich der Patient?
  - Wie ist sein Allgemeinbefinden/die psychische Verfassung?
  - Hat der Schmerz den Patienten „mürbe" gemacht? Fühlt sich der Patient mit seinem Leiden und seinem Schmerz ernst genommen? Wie stark wurde auf seinen Schmerz bisher eingegangen? Inwieweit wurde die seelische Seite der Krankheit berücksichtigt?

REFLEXION
- Versetzen Sie sich selbst in eine Schmerzsituation oder einen Ihnen bekannten Schmerzzustand.
- Führen Sie in einer Partnerübung die Schmerzanamnese durch!

Neben der Schmerzanamnese sollten Pflegende die Bedeutung der im Folgenden erläuterten schmerzrelevanten Aspekte kennen.

6.1.1 Schmerzkonzept und Schmerztoleranz

Schmerz ist, was der Patient als Schmerz empfindet.

Schmerz ist nicht objektiv messbar, er wird subjektiv unterschiedlich erlebt. Dabei spielt es eine Rolle, wie der Einzelne gelernt hat, mit Schmerzen umzugehen – dem individuellen **Schmerzkonzept.** Auch die Erfahrung, die ein Mensch mit Schmerzen gemacht hat und wie er Schmerzen emotional bewertet, ist bedeutsam. Gleiche Schmerzen werden also bei verschiedenen Personen unterschiedlich wahr-

genommen oder eingeschätzt. Dabei verfügt jeder Mensch über eine so genannte **Schmerztoleranz** – manche empfinden bereits geringe Schmerzen als qualvoll, andere können starke Schmerzen erdulden. Der eine Patient äußert seinen Schmerz gegenüber Pflegenden und Ärzten ganz deutlich; er verlangt nach Schmerzmitteln oder klagt über seine Beschwerden. Der andere zieht sich in sich zurück, versucht, seine Schmerzen zu ertragen, und leidet still vor sich hin. Neben dem individuellen Schmerzkonzept spielen auch gesellschaftliche und kulturelle Normen eine Rolle, wie jemand mit seinen Schmerzen umgeht. Beispielsweise ist es in südländischen Kulturkreisen normal, dass Menschen ihren Schmerz herausschreien oder dass auch Männer ihre Schmerzen deutlich beklagen. In westlichen Kulturkreisen dagegen werden Schmerzen oft unnötig ertragen oder sogar in gewisser Weise akzeptiert; z. B. ist es eine gängige Ansicht, dass Patienten nach einer Operation Schmerzen „erwarten".

REFLEXION
Besprechen Sie die Begriffe Schmerzkonzept und Schmerztoleranz!

6.1.2 Schmerzarten

Schmerzen können unterschiedliche Schmerzarten aufweisen, z. B. körperlich-physische, psychische, existenzielle und soziale Schmerzen.

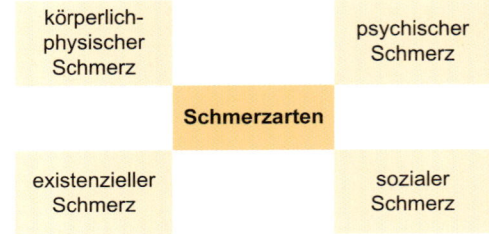

Abb. 6.3 Schmerzarten.

Körperlich-physischer Schmerz

Ursachen für **körperlich-physische Schmerzen** liegen meist in der Grunderkrankung, die zum Tode führt, z. B. Tumorerkrankungen mit so genannten Tumorschmerzen, die ein leidvolles und schmerzreiches Sterben verursachen. Auch unerwünschte Wirkungen von medizinisch-therapeutischen Behandlungsverfahren, z. B. bei der Chemo- oder Strahlentherapie, können Schmerzen hervorrufen.

Körperlich-physische Schmerzen werden unterschieden in:
- **Somatische Schmerzen:** gut lokalisierbar, begrenzt auf bestimmte Körperregionen, oft in Tumornähe, Patient kann sie zeigen oder in ein gezeichnetes Körperschema eintragen, meist stechend.
- **Viszerale Schmerzen:** Eingeweideschmerz, schlecht lokalisierbar oder zu zeigen, drückend/ziehend.
- **Neuralgische Schmerzen:** schneidend, stechend, blitzartig wie bei Herzinfarkt oder Ischiassyndrom.
- **Dauerschmerz:** brennend, bohrend, anhaltend.

Psychischer Schmerz

Schwerkranke und Sterbende leiden oft erheblich unter **psychischen Schmerzen** und innerem Druck. In der Sterbephase – als letzte Lebens- aber auch Reifungsphase des Menschen – setzen sich viele Patienten stark mit ihrem Leben auseinander. Der Wunsch nach Frieden und Versöhnung, die Klärung von Streit und Missverständnissen, unausgesprochene Konflikte im Familien- und Freundeskreis sind seelische Belastungen, die nicht immer gelöst werden können. Vielfach treten Ängste und Depressionen, aber auch Wut und Aggressionen auf, die Ausdruck der inneren Verzweiflung und Hoffnungslosigkeit sind (Sterbephasen ➤ Kap. 2.1).

Existenzieller Schmerz

Sterben und Tod, nicht heilbare Erkrankungen stellen **existenzielle Schmerzen** für das eigene Leben dar. Das eigene Leben zu verlieren, sich vom Leben und nahe stehenden, geliebten Menschen und Dingen zu verabschieden, schmerzt. Fragen wie „Warum ich?" oder „Warum jetzt?", das Hadern mit dem eigenen Schicksal und die Suche nach Antworten quälen den Patienten. Den Tod annehmen zu können, ist ein innerer Prozess, der Schwerkranke und Sterbende mit sich selbst und dem eigenen Leben in einem Höchstmaß konfrontiert. „Seinen Frieden mit sich zu machen", gelingt nicht jedem (Sterbephasen ➤ Kap. 2.1).

Sozialer Schmerz

Sozialer Schmerz bezieht sich auf die Reaktionen der Umwelt. Nicht selten sind Patienten innerhalb des Sterbeprozesses im Durchlaufen einzelner Sterbephasen, beispielsweise in der Phase der Aggression oder Leugnung, keine einfachen Mitmenschen. In ihrem Schmerz oder ihrer Abwehr stoßen sie andere vor den Kopf, sind ungerecht, lassen ihre Wut an Angehörigen oder Pflegenden aus. Aber auch Rückzug und das Meiden von Kontakt oder Gesprächen macht das Miteinander nicht leicht. Oft kommen Angehörige mit diesem Verhalten nicht zurecht – oder aber leugnen selbst, wie es in Wahrheit um den Sterbenden steht und ziehen sich von ihm zurück. Sie scheuen Besuche, Telefonate oder ehrliche Gespräche, um sich nicht mit dem Tod konfrontieren zu müssen. Dennoch möchte eigentlich kaum ein kranker, sterbender Mensch einsam sein oder verlassen werden. Allein sterben möchte fast niemand.

> **REFLEXION**
> Diskutieren Sie die verschiedenen Schmerzarten. Welche kennen Sie, welche sind Ihnen neu? Was denken Sie zu psychischen und existenziellen Schmerzen?

6.1.3 Schmerzeinschätzung

Neben Fragen zur Schmerzanamnese (➤ Kap. 6.1) ist die **Schmerzeinschätzung** Voraussetzung für die Schmerzbehandlung und umfasst folgende Faktoren:
- **Schmerzart**
- **Schmerzintensität/Dauer**
- **Schmerzlokalisation**

Schmerzeinschätzung sollte Routine in der Pflege und Betreuung von schwerstkranken und sterbenden Menschen sein. Im Idealfall schätzt der Patient seinen Schmerz selbst ein. Ist dies nicht möglich, kann eine andere Person, z. B. Angehörige, Pflegende oder der Arzt helfen, den Schmerz einzuschätzen. Es gibt verschiedene Möglichkeiten der Schmerzeinschätzung, z. B. Befragung des Patienten: Wo, wie und wann treten Schmerzen auf? Auch die Anwendung eines Schmerzlineals zur Messung der Stärke der Schmerzen oder eine Schmerzskala (➤ Kap. 6.1.4) bieten sich an.

Selbsteinschätzung des Patienten

Schmerz unterliegt einer subjektiven Wahrnehmung. Jeder Patient hat eine individuelle Schmerztoleranz (➤ Kap. 6.1.1) und ein persönliches Schmerzkonzept (➤ Kap. 6.1.1). Daher ist die **Selbsteinschätzung** von Schmerzen durch den Patienten von Vorteil. Die Rolle der Pflegenden besteht darin, wiederholt und schmerzspezifisch nachzufragen, ob der Patient trotz bestehender oder eingeleiteter Schmerzbehandlung Schmerzen hat. Dies vermittelt dem Patienten, dass er mit seinem Leiden ernst genommen und ihm bei der Linderung seiner Schmerzen geholfen wird. Die Schmerzbehandlung kann adäquat verändert werden. Eine weitere Aufgabe der Pflegenden besteht darin, dem Patienten ein für seine Selbsteinschätzung geeignetes Instrument, z. B. eine bestimmte Schmerzskala (➤ Kap. 6.1.4), zu erklären und ihn beim Umgang mit diesem zu unterstützen.

Fremdeinschätzung

Kann ein Patient seine Schmerzen nicht mitteilen, z. B. weil er nicht bei Bewusstsein ist, gehört es zu den Aufgaben der Pflegenden und Ärzte, den Schmerz einzuschätzen (**Fremdeinschätzung**). Auch Angehörige können in die Fremdeinschätzung einbezogen werden. Gerade weil sie den Patienten und sein Verhalten wesentlich besser kennen, können sie aus dem Verhalten des Patienten oft mehr erkennen als die Pflegenden und Ärzte. Da alle Außenstehenden jedoch nur durch das Verhalten des Patienten auf seine Schmerzen schließen können, besteht immer die Gefahr, dass sie die Schmerzen des Patienten falsch – und vor allem geringer – einschätzen als sie tatsächlich sind. Die Ursache hierfür liegt darin, dass Außenstehende die Schmerzäußerungen des Patienten subjektiv interpretieren. So schließt die eine Pflegende aus dem Gesichtsausdruck eines Patienten nur auf leichte Schmerzen. Eine andere, die den Patienten vielleicht schon längere Zeit versorgt hat, ist hingegen der Meinung, dass derselbe Patient aufgrund des – aus ihrer Sicht – stark verzerrten Gesichtes starke Schmerzen empfindet.

Krankenbeobachtung und Schmerzwahrnehmung

Bei der Fremdeinschätzung spielen vor allem die **Krankenbeobachtung** und beständige **Schmerzwahrnehmung** der Pflegenden eine entscheidende Rolle.

Typische Schmerzanzeichen:
- Schonhaltungen, Fehlhaltungen
- Unbewusstes Verweisen der Hände auf bestehende Schmerzen; sie liegen dort, wo es schmerzt, z. B. Kopfschmerzen, Bauchschmerzen
- Mimik – im Gesicht des Kranken spiegelt sich sein Schmerz: schmerzverzerrtes Gesicht/Augen, Schmerzfalten um Stirn, Augen und Mund
- Tränen, stilles oder lautes Weinen vor Schmerz; Schreien vor Schmerz, unbewusstes Stöhnen, Wimmern und Jammern vor Schmerz, Stimmlage: weinerlich, kindlich, leidend
- Unruhe/Bewegungsdrang oder nicht aufstehen wollen, Bettlägerigkeit
- Teilnahmslosigkeit, Benommenheit, Rückzug und Desinteresse am Alltagsgeschehen, an Besuchern, an Gesprächen, Kontakt wird abgelehnt oder gemieden, Patienten stellen sich schlafend
- Ablehnung oder Vermeidung therapeutisch pflegerischer Maßnahmen, da diese Schmerzen verursachen, z. B. Umlagern, aggressives, ungeduldiges Verhalten, da Schmerzen mürbe und mutlos machen können

!Wichtig! Anhaltende Schmerzen vermindern die Lebens- und letztlich auch die Sterbequalität erheblich und können die Persönlichkeit eines Menschen stark beeinflussen und sein Wesen verändern.

Tab. 6.1 Mit der Verbal Rating Scale (VRS) wird der Schmerz verbal mit Worten und anhand der zugeordneten Zahlen ermittelt.

Stadium	Symptome
1	kein Schmerz
2	leichter Schmerz
3	mäßiger Schmerz
4	starker Schmerz
5	sehr starker Schmerz

6.1.4 Schmerzskalen

Während der Patient die Schmerzlokalisation am eigenen Körper zeigen oder in ein Körperschema einzeichnen kann, wird die Schmerzstärke oder Schmerzintensität anhand von **Schmerzskalen** erfasst.

Die Verbal Rating Scale bietet den Vorteil, dass sie von den Patienten leicht verstanden wird. Ihr Nachteil besteht darin, dass die Abstände sehr klein sind und dem Patienten damit weniger Differenzierungsmöglichkeiten in der Stärke der Schmerzen bleiben.

Mit Hilfe der visuellen Analogskala (VAS) werden die Schmerzangaben in Prozent ausgedrückt, beziehungsweise der Patient zeigt auf der Skala, wo er seinen Schmerz einordnen würde.

In der Praxis hat sich die numerische Schmerzskala, die sich als so genanntes Schmerzlineal ähnlich einem Rechenschieber handhaben lässt, bewährt. Dabei stellt der Patient selbst seine Schmerzintensität ein. Das Lineal zeigt die Zahlen 0–10 mit folgender Bedeutung:

Für die meisten Patienten reicht bereits die Einstellung am Lineal von 0–10 aus, um ihre Schmerzstärke auszudrücken. Die genaue Zuordnung der Begriffe benötigen viele Patienten gar nicht. Es gibt eine Reihe weiterer Skalen, z. B. speziell für Kinder entwickelte Gesichterskalen, die Verwendung von Schmerztagebüchern oder umfangreichen Patienten-Schmerzfragebogen. Die dargestellten Mittel finden vor allem Anwendung in der Schmerzbeurteilung bei Schwerstkranken und Sterbenden – und nicht bei akut oder chronischen Schmerzpatienten, die den Schmerz eher in Form eines Schmerztagebuchs einschätzen. Das exakte Führen eines Schmerztagebuchs wäre zu zeitaufwendig und anstrengend für einen Sterbenden, hier steht eine schnellstmögliche, wirksame Schmerzerfassung und -therapie ausdrücklich im Vordergrund.

6.1.5 Schmerzverstärker und Schmerzlinderung

Schmerzen können durch verschiedene Faktoren positiv oder negativ beeinflusst werden, man spricht von **Schmerzverstärkern** bzw. von **Schmerzlinderung.**

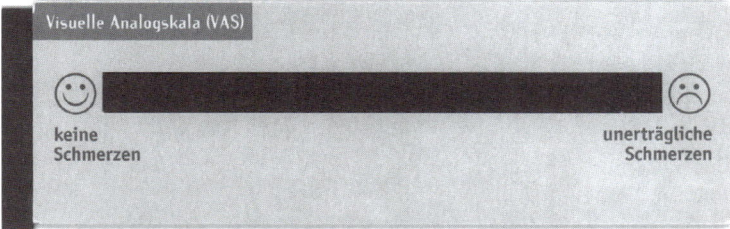

Abb. 6.4 Visuelle Analogskala. (VAS)

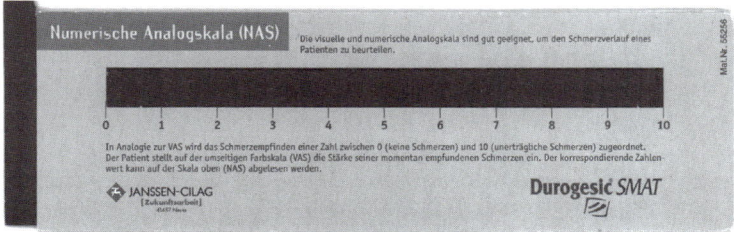

Abb. 6.5 Schmerzlineal. (NAS)

Schmerzverstärker

Schmerzverstärker gehen vor allem auf psychische Einflüsse zurück:

- **Angst**: vor starken, unerträglichen, dauernden Schmerzen; lebensbedrohliche Angst, die Krankheit nicht mehr besiegen zu können; Angst vor einem qualvollen oder einsamen Sterben, vor dem Tod oder, nicht mehr die Zeit zu haben, seine Dinge regeln zu können.
- **Gefühle und Gedanken von Verzweiflung/Hoffnungslosigkeit/Ohnmacht:** lebensbedrohliche Gefühle und quälende, sich im Kreis drehende Gedanken, in dem Bewusstsein, dass das eigene Leben zu Ende geht; dem Sterben nicht mehr entrinnen zu können; Ohnmacht gegenüber dem zu erwartenden Lebensende, Aussichtslosigkeit der unheilbaren Krankheit und das frustrierende Gefühl, „austherapiert" zu sein, dass „das Leben kein Leben mehr ist", „schlechtes Lebensgefühl".
- **Trauer:** über den Verlust des eigenen Lebens, über Ungelebtes – oftmals verbunden mit Selbstvorwürfen, nicht genug gelebt zu haben, etwas verpasst, Wünsche nicht verwirklicht oder aufgeschoben zu haben; Trauer darüber, dass die Lebenszeit abgelaufen ist, dass es „zu spät" ist.
- **Einsamkeit/Isolation:** in krisenhaften Lebenssituationen, wie Kranksein, Leiden, Verlust, Depressionen, aber auch beim Sterben bedürfen Menschen der Zuwendung, Anteilnahme, Pflege, der sozialen und liebevollen Unterstützung sowie Fürsorge. Dennoch sterben viele Menschen einsam oder verweigern es sich, Hilfe anzunehmen. Auch Einsamkeit und Isolation – ohne die Sicherheit medizinisch, pflegerisch und fürsorglich versorgt zu sein – verstärken die subjektive Schmerzwahrnehmung.
- Neben psychischen Schmerzverstärkern gibt es **körperliche Faktoren**, die verstärkend auf Schmerzen wirken, z. B. Appetitlosigkeit oder Schlaflosigkeit.

> **REFLEXION**
> Besprechen Sie die Schmerzverstärker!

Mit seinen Schmerzen allein zu sein, macht den Schmerz noch größer.

Es ist leicht verständlich, wie Schmerzverstärker zu einer Art Teufelskreis für den Schwerkranken oder Sterbenden werden können. Je mehr der Betreffende – durch seine Krankheit und Schmerzen zumeist ans Bett gefesselt – allein vor sich hin grübelt, desto mehr schaukeln sich negative, bedrückende Emotionen und Gedanken hoch. Kein Wunder, dass der Patient sich zunehmend psychisch labiler fühlt und seiner Umwelt niedergeschlagen erscheint. Dass hierdurch auch das Schmerzempfinden beeinflusst und intensiviert wird, ist begreiflich.

Schmerzlinderung

Neben den Schmerzverstärkern gibt es auch Faktoren, die die **Schmerzen lindern.** Sie besitzen eine aufbauende Wirkung und beeinflussen das Schmerzgeschehen positiv:

- **Vertrauen und Sicherheit:** durch Pflegende und Ärzte – als fachkompetente und anhaltend begleitende Bezugspersonen – wirken Vertrauen und Sicherheit oft lindernd: Der Patient fühlt sich gut aufgehoben und pflegerisch sowie medizinisch sicher versorgt. Vertraute Personen aus dem Umfeld des Sterbenden haben einen erheblichen Einfluss auf die Lebensqualität und stärken die Hoffnung auf ein sanftes, würdevolles Sterben. Hierdurch kann dem Betreffenden Liebe, Zuwendung, Anteilnahme, Verständnis und Fürsorge entgegengebracht werden.
- **Am Leben teilhaben:** Schwerkranke und Sterbende haben das Bedürfnis, am Leben teilzunehmen; auch sie sehnen sich nach Freude und Lachen, auch im Angesicht und Bewusstsein des Todes. Viele wünschen sich in ihrem Krankenzimmer, in der Phase des Sterbens keine betretenen Gesichter, bedrücktes Schweigen, mühsam zurückgehaltene Tränen und das vehemente Leugnen des bevorstehenden Todes. Die meisten möchten einfach noch ein Stück Normalität erleben. Ein Leitgedanke der modernen Sterbe-

begleitung fasst dies treffend in einem Satz zusammen:

> *Wir wollen dem Leben des Sterbenden nicht mehr Tage geben – aber den Tagen mehr Leben.*

6.2 Expertenstandard Schmerz

Expertenstandards (Pflegestandards) gehen auf Definitionen der Weltgesundheitsorganisation (World Health Organisation, kurz WHO) zurück, sie stellen ein einheitliches Qualitätsniveau dar und legen pflegefachliche Ziele fest. Diese beiden Aspekte der Expertenstandards sind an den Bedürfnissen des Patienten orientiert und zielen auf die Verbesserung qualitativer Pflege. Der **Expertenstandard Schmerz** gibt Hinweise dafür, wie die patientenorientierte Schmerzwahrnehmung verbessert und Schmerzen frühzeitig von Pflegenden erkannt werden können. Durch geschulte Schmerzeinschätzung und frühzeitige Schmerzerkennung soll eine dauerhafte und qualitative Linderung der Schmerzen erreicht werden.

Hierzu gehören beispielsweise der fachgerechte Umgang mit Schmerzskalen (> Kap. 6.1.4), das frühzeitige Wahrnehmen typischer Schmerzanzeichen anhand von Krankenbeobachtung oder wiederholte Überprüfung und Dokumentation des Schmerzgeschehens durch Nachfrage- und Verlaufskontrollen im Gespräch mit dem Patienten. Für eine dauerhafte Schmerzlinderung des Patienten ist es unbedingt erforderlich, dass Pflegende und Ärzte in einem beständigen, aktuellen Informationsfluss über die Schmerzsituation im Austausch zusammenwirken. Weiterhin bilden – basierend auf der klassischen Schmerzbehandlung (> Kap. 6.3) – der pflegerisch fachgerechte Umgang mit Schmerzmittelanordnungen und -plänen, sowie die Prophylaxe und Behandlung medikamentös bedingter Nebenwirkungen die Grundlage in der konstruktiven Zusammenarbeit der Pflegenden mit dem Schmerzspezialisten.

6.3 Klassische Schmerzbehandlung

Die sogenannte **klassische Schmerzbehandlung** oder **klassische Schmerztherapie** basiert auf der von der Weltgesundheitsorganisation (WHO) erarbeiteten medikamentösen Therapie nach dem WHO-Stufenplan, bei dem schrittweise die Schmerzmittelgabe gesteigert wird, um schließlich Schmerzfreiheit zu erreichen.

Insbesondere Tumorpatienten und Sterbende sind dauerhaft chronischen Schmerzen ausgesetzt und bedürfen daher einer speziellen und vor allem effektiven Schmerzbehandlung. Oberstes Ziel hierbei ist die Verbesserung der noch verbleibenden Lebensqualität des Patienten. Das heißt vor allem Linderung der andauernden Schmerzen, möglichst jedoch das Erreichen von Schmerzfreiheit.

6.3.1 Grundregeln und Ziele

Bei der systematischen Behandlung chronischer, tumorbedingter Schmerzen sind bestimmte **Grundregeln** unerlässlich. Hierzu zählen das Einhalten eines genauen Zeitplans bei der Schmerzmittelgabe, Antizipation der zu erwartenden Schmerzen, die kontrollierte Dosisanpassung und erforderliche Begleitmedikamente.

Einhalten des genauen Zeitplanes bei der Schmerzmittelgabe

Nur bei der regelmäßigen Applikation von Analgetika nach festem Zeitplan ist eine dauerhafte Wirkung der Schmerzmittel gewährleistet. Wichtig ist, dass der zeitliche Rhythmus von Schmerzmittelgabe und Wirkungsdauer einander angepasst sind. Im Gegensatz zu akuten Schmerzen, z. B. nach OP's, bei denen der Patient nur bei Bedarf Analgetika verabreicht bekommt, wird bei chronischen Schmerzen eine dauerhafte Schmerzstillung angestrebt. Analgetika sollen kontinuierlich effektiv dem Schmerz entgegenwirken, das heißt es sollten keine Schmerzspitzen und kein Durchbruch von Schmerzen mehr auftreten.

Dieses Ziel wird außer durch ein festes Zeitschema ergänzend erreicht durch eine angemessene Vorausplanung.

Antizipation der zu erwartenden Schmerzen

Das heißt bereits *vor* dem erneuten Auftreten des zu erwartenden Schmerzes wird vorausplanend errechnet, wann die Wirkdauer nachlassen könnte – dementsprechend wird rechtzeitig erneut Analgetika verabreicht. Zum Beispiel beträgt die typische Wirkdauer von Morphinpflastern drei Tage (= 72 Stunden ➤ Kap. 3.2, TTS). Entsprechend werden im Laufe des dritten Tages, spätestens aber am vierten Tag wieder verstärkt Schmerzen zu erwarten sein. Um diesen Schmerzen vorzubeugen, ist im Schmerzplan des Patienten bereits am dritten Tag die erneute Applikation des Schmerzpflasters angeordnet.

Kontrollierte Dosisanpassung

Außerdem wird eine kontrollierte Dosisanpassung der Schmerzmittelgabe verfolgt. Das bedeutet, bei unzureichender Schmerzlinderung oder aber bei Zunahme von Schmerzen erfolgt eine entsprechende Dosiserhöhung; hierbei wird auch das Auftreten neuer Schmerzen durch Tumorwachstum, Metastasenbildung oder Nachwirkungen von Chemo- und Strahlentherapie, berücksichtigt.

Begleitmedikamente

Die **Prophylaxe und Therapie typischer Nebenwirkungen** bei der Gabe bestimmter Analgetika durch Begleitmedikamente wird antizipativ, also vorausschauend eingeplant und von vornherein im Therapieplan berücksichtigt. Typische Nebenwirkungen sind Übelkeit/Erbrechen und Verstopfung. Deshalb erhalten die Patienten z. B. häufig Antiemetika und Laxanzien.

Co-Analgetika (schmerzbegleitende Medikamente) oder Adjuvanzien (helfende Substanzen) sind Medikamente, die einerseits die Effektivität eines Schmerzmittels ergänzen können oder in Kombination mit bestimmten Analgetika eine Schmerzreduktion bewirken. Sie werden also nicht im Sinne ihrer ursprünglichen Wirksamkeit oder Indikation verabreicht. Beispielsweise werden häufig unterstützend Neuroleptika eingesetzt, da sie gegen Übelkeit und Erbrechen wirken.

!Wichtig: Co-Analgetika oder Adjuvanzien sind keine Schmerzmittel und können deshalb nie Analgetika ersetzen!

Bei der systematischen Schmerzbehandlung steht die individuelle Schmerztherapie im Zentrum. Nur in Zusammenarbeit mit dem Patienten und unter Berücksichtigung seiner Krankheitssituation ist eine optimale Schmerzeinstellung möglich. Die Selbstbestimmung des Patienten spielt hierbei eine wesentliche Rolle. Aus diesem Grund ist es wichtig, dem Patienten die schrittweise Vorgehensweise der Schmerztherapie (➤ Kap. 6.3.2, WHO-Stufenschema) zu erklären und ihn über die Wirkung und Nebenwirkungen von Analgetika, insbesondere von Morphinen, gut verständlich aufzuklären. Nur so kann Vorurteilen und Ängsten entgegengewirkt werden, etwa der Angst vor Abhängigkeit oder überhaupt vor Morphium.

Häufig sind im Verlauf einer Schmerztherapie erneute oder kontinuierliche Dosisanpassungen nötig; Schmerzen können sich durch Tumorwachstum oder das Voranschreiten der Krankheit verändern. Der Patient soll erkennen, dass es um seinen ganz individuellen Schmerz geht. Es muss deutlich werden, dass bei anhaltendem Schmerz weiter nach Linderung gesucht wird. Neben kontinuierlicher Schmerzkontrolle durch regelmäßiges Nachfragen und Dokumentieren im Schmerzprotokoll, etwa: „noch leichte Schmerzen – keine Schmerzen", sollen auch neu auftretende Schmerzen, das Nachlassen der Wirksamkeit oder Veränderungen in der Befindlichkeit und die momentane Krankheitssituation berücksichtigt und aktualisiert werden. Als weiterer Punkt hierbei ist die **Wahl der Applikationart (Verabreichung) des Schmerzmittels** von erheblicher Bedeutung für den kranken Menschen; es gilt: so einfach wie möglich.

- **Injektionen** oder **intravenöse Verabreichungen** sollten weitestgehend vermieden werden, da diese nur zusätzliche Qualen für den Patienten bedeuten. Ein schwerkranker Patient muss nicht mehrmals am Tag eine Schmerzspritze erdulden.

- Vorzugsweise werden Analgetika **oral** gegeben, zum Beispiel als Schmerztropfen (Wirkdauer 4 Stunden) oder Schmerztabletten. Letztere gibt es in Retardform, und kann über 8 bis 12 Stunden dauerhaft wirksam sein.
- Ist die orale Gabe nicht (mehr) möglich, da Schwerkranke und Sterbende oftmals unter Schluckbeschwerden, Übelkeit und Erbrechen leiden, können anstelle von schmerzhaften Injektionen, auch intravenöse Applikationen **über einen Port** erfolgen. Hierbei handelt es sich um eine subkutan implantierte kleine Infusionskammer mit Silikonmembran, meist unterhalb des Schlüsselbeins. Viele schwerkranke Patienten verfügen bereits über einen Port aufgrund ihrer langwierigen Grunderkrankung und der damit verbundenen Infusionstherapie, wie intravenöse Medikamentengabe, Chemotherapie, Flüssigkeitszufuhr oder parenterale Ernährung. Das Portsystem löst zunehmend die Infusion über Braunülen ab. Einerseits sind die Patienten oftmals kachektisch oder besitzen keine guten Venen; teilweise sind die Venen aufgrund zahlloser intravenöser therapeutischer Maßnahmen „zerstochen" oder zu sogenannten Rollvenen geworden, die das Legen intravenöser Zugänge erschweren. Darüber hinaus sind bettlägerige Patienten erheblich in ihrer Bewegungsfreiheit eingeschränkt. Der Port bietet nach Bedarf eine dauerhafte und schmerzfreie Möglichkeit zur intravenösen Applikation. Hieran können auch Injektionspumpen, Perfusoren mit Morphin („Morphintropf") zur kontinuierlichen Schmerzbehandlung angeschlossen/oder abgestöpselt werden.
- Außerdem finden sich vermehrt **subkutane** Butterfly, meist im Oberschenkel, als weitere Applikationsmöglichkeit, die den Patienten nicht schmerzen und die dauerhaft genutzt oder entsprechend abgestöpselt werden können.
- In der heutigen Pflegepraxis der Schmerztherapie werden immer häufiger über die Haut **Transdermale Therapeutische Systeme** (TTS), Schmerz- oder Morphinpflaster, angewandt. Das Pflaster beinhaltet eine Art Analgesie-Reservoir, über das kontinuierlich bestimmte Wirkstoffmengen des Schmerzmittels freigesetzt, über die Haut abgegeben und in Blutbahn resorbiert werden.

6.3.2 WHO-Stufenschema

Grundlage jeder Gabe von Analgetika (Schmerzmittel) in der klassischen Schmerztherapie ist das **WHO-Stufenschema.**

Hierbei werden Analgetika adäquat stufenweise dem Schmerzniveau des Patienten angepasst. Die Einstellungsphase kann 1 bis 2 Wochen dauern.

Stufe 1 umfasst leichte Schmerzmittel, also Nicht-Opioide, wie Aspirin oder Paracetamol. In der **2. Stufe** wird die Schmerztherapie durch ein schwaches Opioid ergänzt. Zeigen die Steigerung oder Kombination aus Nicht-Opioiden und leichten Opioiden nicht (oder nicht mehr) die gewünschte Schmerzreduktion, so werden in der **3. Stufe** starke Opioide, Morphine, z. B. Pflaster, wiederum in Kombination mit schwachen Analgetika, angewandt.

Jede Stufe wird so weit wie möglich ausgereizt. Mit der nächst höheren Stufe wird ein Analgetikawechsel – oder eine Ergänzung oder Kombination zur vorherigen Stufe erzielt. Dabei erfolgt parallel eine individuelle Begleitmedikation der Nebenwirkungen und die Therapie unterstützende Co-Analgetikagabe.

Die jeweilige Schmerzmitteldosis wird so lange gesteigert, bis die Schmerzen zumindest soweit gelindert werden können, dass der Patient gut mit seinen Schmerzen leben kann. Ziel ist es, eine völlige Schmerzfreiheit zu erreichen.

Erläuterungen zum WHO-Stufenschema

Stufe 1: Leichte Analgetika oder Nicht-Opioide

Stufe 1 stellt den Beginn der individuellen Schmerztherapie dar. Mit Hilfe des Stufenplans werden schrittweise die geeigneten Analgetika austariert, bis der Patient optimale Schmerzlinderung erlangt.

In der 1. Stufe finden sich alle bekannten nicht-opioidhaltigen, leichten Schmerzmittel. Sie besitzen zumeist eine schmerzlindernde/-stillende, fiebersenkende und unter Umständen auch entzündungshemmende Wirkung. Die Medikamentenwahl richtet sich nach der gewünschten therapeutischen Wirkung. So kann das eine Medikament eher Schmerzen

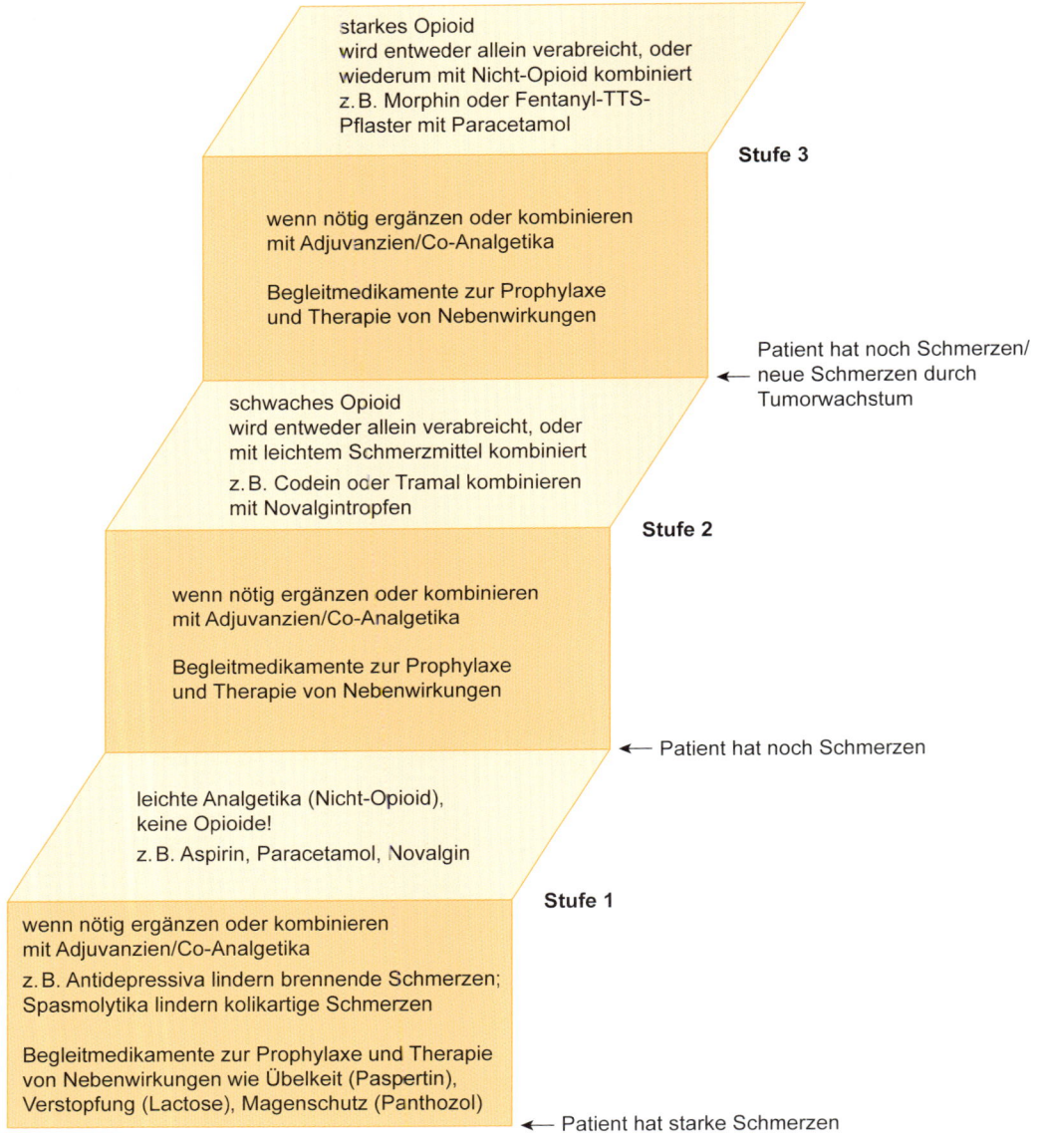

Beginn der Schmerztherapie: Einstellen der individuellen Analgetika
Abb. 6.6 WHO-Stufenplan.

lindern, das andere besser Fieber senken. Diese Präparate haben selten Nebenwirkungen.

Nicht-opioidhaltige Analgetika bilden die Basis der klassischen Schmerztherapie, sind aber aufgrund ihrer zu geringen analgetischen Wirkung nicht ausreichend für die Therapie chronischer oder tumorbedingter Schmerzen. Sie bieten gute Kombinationsmöglichkeiten mit den Opioiden der höheren Stufen, um die Schmerzlinderung wesentlich zu verbessern.

Diese bekannten Medikamente, wie Aspirin oder Paracetamol, sind für den Patienten im gewissen Sinne „vertraut", das heißt, er kennt sie aller Wahrscheinlichkeit nach aus dem Gebrauch seiner Hausapotheke. Für den Beginn der klassischen Schmerzbehandlung eignen sie sich daher sehr gut, um die Selbstbestimmung des Patienten zu fördern. Auch nehmen sie die erste Hürde in der erfolgreichen Schmerzbekämpfung, bevor man mit stärkeren Mitteln, wie Morphium oder anderen Opioiden, auf Angst, Vorurteile (s. u.) und Ablehnung bei dem Patienten stößt.

Stufe 2: Schwache Opioide

So genannte schwache Opioide sind stark wirksame Schmerzmittel, die zentral über das Gehirn wirken. Sind akute oder chronische Schmerzen nicht ausreichend gelindert, werden in der 2. Stufe Nicht-Opioide mit schwachen Opioiden kombiniert.

Nachteilig wirken sich vor allem die unliebsamen Nebenwirkungen, wie Übelkeit, Erbrechen und Obstipation, auf die Lebensqualität des Patienten aus. Ihnen wird mit Hilfe einer gezielten Begleitmedikation erfolgreich entgegengewirkt, indem man prophylaktisch z. B. Laxanzien verabreicht.

Stufe 3: Starke Opioide

Ist die Stufe 2 im WHO Stufenschema austherapiert und der Patient noch immer nicht schmerzfrei, so wird hartnäckigen stärksten Schmerzen mit starken Opioiden als Schmerzbekämpfung begegnet. Auch zur Vorbeugung möglicher (oder bereits erfolgter) Schmerzattacken können diese erfolgreich wirken.

Vorurteile gegenüber Morphium

Trotz erfolgreicher und gezielter Schmerzbekämpfung, insbesondere durch das Vorgehen nach dem WHO-Stufenplan, bestehen gegenüber Opioiden noch immer Vorurteile und Ängste:

- Patienten und Angehörige verbinden damit oft genug Vorstellungen von **Sucht;** der Patient könnte abhängig werden und immer mehr Schmerzmittel benötigen. Tatsächlich ist die Abhängigkeitstendenz trotz eines gewissen Abhängigkeitspotentials minimal. Zudem stellt sich die Frage, ob „Abhängigkeit" im Sterben überhaupt noch eine Bedeutung hat und ob nicht vielmehr die effektive Schmerzbekämpfung im Sterben vorrangig ist.
- Opioide bewirken eine **Atemdepression** und beschleunigen dadurch den Sterbeprozess. Bei gezielter Schmerztherapie wird zu Beginn immer mit einer geringen Dosis Morphium begonnen, so dass Atemdepression oder gar Atemstillstand – Folgen einer Überdosierung – von vornherein vermieden werden.
- **Sedierung**: der Patient ist dann „nicht mehr ganz da, ganz bei Bewusstsein, schläft nur noch …" Eine gewisse Sedierung tritt häufig nur zu Beginn der Schmerzbehandlung auf, lässt aber im Laufe der Zeit nach. Die Sedierung wird oftmals mit dem großen Schlafbedürfnis, das im Sterbeprozess auftritt, verwechselt. Die Sorge des Patienten oder seiner Angehörigen, man könne nicht mehr bewusst miteinander kommunizieren, ist unbegründet. Vielmehr sind erst schmerzfreie Patienten wieder an Kontakten und Gesprächen interessiert.
- **„Nach Morphium kommt nichts mehr …"** Mit dieser Aussage werden Pflegende und Ärzte häufig konfrontiert. Morphium als Schmerzmittel bedeutet für den Patienten, dass es keinerlei Möglichkeiten mehr gibt, ihn zu therapieren. Der Patient setzt Morphium mit seinem Sterben, seinem „Todesurteil" gleich; es kann nichts mehr für ihn getan werden. Tatsächlich ist Morphium das stärkste und wirksamste Schmerzmittel. Es wird aber nicht nur unheilbar kranken, krebskranken oder sterbenden Patienten zur effizienten Schmerzlinderung verabreicht, sondern ebenfalls in der Schmerzbehandlung chronisch Kranker eingesetzt.
- Auch bei **Ärzten** finden sich neben den genannten Vorurteilen vor allem noch **Unsicherheit** im Umgang mit Opioiden nach dem WHO-Stufenplan. So wird das erfolgreiche Verfahren der klassischen Schmerztherapie nicht genügend angewandt und zu lange werden zu schwache Opioide verabreicht, Therapieschritte mit starken Opioiden werden unterlassen. Hierbei stellt auch die notwendige Betäubungsmittelverschreibungsverordnung (BtMVV) immer noch ein Hindernis dar.

6 Schmerzen erkennen, wahrnehmen, lindern

Tab. 6.2 Übersicht häufig verwendeter Medikamente.

Stufe 1	Stufe 2	Stufe 3	Adjuvanzien/Co-Analgetika	Begleitmedikamente
Einfache Schmerzmittel (Nicht-Opioide)	Schwache Opioide	Starke Opioide	Unterstützende analgetische Wirkung in Kombination mit Analgetika	Prophylaxe und Therapie zu erwartender Medikamenten-Nebenwirkungen
Metamizol®/ Novalgin® Paracetamol/ Ben-u-ron® ASS/Aspirin® Diclofenac®/ Voltaren®	Codein DHC-Mundipharma® Tramal®/ Tramadol Valoron® Fortral®	Morphin/ Sevredol® Morphin Merck MST Mundipharma® Temgesic®-Fentanyl-TTS= Durogesic® Dolantin® Dipidolor®	I. **Psychopharmaka** a) Antidepressiva: Saroten®, Doxepin b) Neuroleptika: Haldol® c) Valium®, Diazepam®	I. **Antiemetika:** Gastrosil®, Paspertin®, auch Haldol®
			II. **Muskelrelaxanzien:** Musaril®	II. **Laxanzien:** Lactose, Bifiteral®, Laxoberal® ggf. auch Mikroklist
			III. **Spasmolytika** Buscopan®; bei Dauerschmerz Lokalanästhetika (Mexitil®) oder Catapresan® (neuropathische Schmerzen)	III. **Ulkusprophylaxe** und Magenschutz, z. B. Panthozol; bei Mundtrockenheit viel trinken, Eiswürfel lutschen, Flüssigkeitszufuhr, ggf. Infusion; je nach Nebenwirkungen oder Schmerzart entsprechende Medikamentengabe, wie bei Knochen-, Nervenschmerzen

REFLEXION
Überprüfen Sie einmal die Medikamente bzw. den Medikamentenplan von Patienten, die Sie pflegen!
- Welche der unten aufgeführten Medikamente finden Sie wieder in der Schmerztherapie des betreffenden Patienten?
- Erklären Sie mit eigenen Worten das WHO-Stufenschema!

Palliative Care – Pflegetipp

Buchtipp: Thomm, M.: Schmerzpatienten in der Pflege. Kohlhammer 2005.

LITERATURVERZEICHNIS
Menche, N. et al.: Pflege heute. 3. Aufl. München: Elsevier, 2004, S. 477.
Flyer Hospiz Kieler Förde GmbH 1/2005.
Bausewein, C. et al.: Leitfaden Palliativmedizin. .Aufl. München: Urban & Fischer, 2004, S. 322ff.

Da die Schmerztherapie, der Umgang mit den verschiedensten Analgetika und Betäubungsmittel in der palliativen Pflege von zentraler Bedeutung sind, ist es empfehlenswert hierzu Fortbildungen (Palliative Care/Pain Nurse) zu absolvieren.

KAPITEL 7
Religion und Spiritualität

7.1	Was heißt eigentlich …	71
7.2	Zugangswege finden	71
7.3	Bedeutung des Glaubens bei Krankheit und Tod	73
7.4	Religiöse Rituale in Sterben und Tod	74

In dem, was mir heilig ist, will ich ernstgenommen werden.

Im Allgemeinen lernen weder Pflegende noch Ärzte etwas über Spiritualität. Im Umgang mit Patienten zählen die pflegerische und medizinische (Be)Handlung, stehen Symptome, Diagnose und Therapie im Mittelpunkt. Dass der Kranke jedoch vielmehr ist als seine Krebsdiagnose oder seine Schmerzen – mehr als das, was das Pflege- und das medizinische Wissen umfasst, erkennt man in der Arbeit mit Schwerkranken und Sterbenden schnell. Da ist etwas, was sich dem gewohnten, routiniert pflegerisch-medizinischen Zugriff verwehrt. Da existiert etwas nicht Fassbares, Geheimnisvolles – ein innerer Raum in jedem Menschen, ein Seelenort, an den der Kranke sich zurückzieht: wo er mit seiner Krankheit kämpft, mit Gott hadert, Wut, Trauer und Angst innerhalb des Sterbeprozesses durchlebt, seine geheimsten Gedanken innerlich bewegt und Sinnsuche betreibt: Warum ich? Muss ich sterben? Was kommt danach?

Weshalb die spirituellen Fragen?

Eine Säule von Palliative Care besteht aus **Spiritual Care,** was meint, dass Sterbebegleitung neben der Sorge um den Körper auch die Seelsorge beinhaltet. Jeder Mensch, ob gläubig oder nicht, setzt sich in existenziellen Situationen mit seinem eigenen Leben und Sterben auseinander. Hält Rückschau auf sein bisher gelebtes Leben, zieht Bilanz über (un)gelebte Wünsche, wird sich möglicher Fehler bewusst, stellt sich und sein Leben in Frage und sucht nach Antworten. Mit dem Näherrücken des eigenen Lebensendes und der Unausweichlichkeit des eigenen Sterbens treten neben der Sinnsuche zunehmend existenzielle („Ist meine Frau versorgt, was wird aus meinem Haus?") als auch spirituelle Fragen in den Vordergrund: Wie werde ich sterben? Was bedeutet „gutes Sterben" für mich? Kann ich loslassen und die Welt und meine Lieben verlassen? Was kommt danach? Gibt es einen Gott? Fast alle Religionen geben Antworten darauf. Manche beruhigen und trösten (Heimkehren zu Gott, Eins-werden), andere ängstigen (Fegefeuer, Hölle, Jüngstes Gericht). Je nachdem, wie sehr ein Mensch mit seinem Glauben verhaftet ist, kann er darin Trost und Frieden finden und eine wahre Hilfe im Sterben erhalten. Seelsorge im Sinne spiritueller Pflege kann hierbei Lebenshilfe für die noch verbleibende Zeit sein. Seelischer und spiritueller Beistand sind ebenso wichtig wie die Behandlung des körperlichen Leidens, denn Glaube ist ebenso wirksam wie ein gutes Medikament und sollte als **Ressource** verstanden werden.

Spiritual Care

Spiritual Care bedeutet die Fürsorge um religiöse Bedürfnisse, Fragen oder Rituale vor und nach dem Sterben (z. B. Gebete sprechen). Neben Kenntnissen über verschiedene Glaubensrichtungen und Sterberituale gilt es vor allem, eine gewisse Offenheit gegenüber anderen Religionen zu vertreten, auch wenn der Pflegende einer anderen oder keiner religiösen Richtung angehört. In der eigenen Haltung, Achtung und Sensibilität gegenüber spirituellen Wünschen eines Sterbenden wird dieser die Offenheit und ehrliche Fürsorge spüren. Wenn man spirituell begleiten will, soll man dafür sensibel werden, inwieweit der Sterbende überhaupt Zugang zu seinem inneren Raum, seinen Fragen und Zweifeln, seiner Spiritualität oder religiösen Bedürfnissen gewährt. Man muss genau hinsehen und hinfühlen, seine Wahrnehmung schärfen. Die Frage nach der Konfession auf dem Patientenstammblatt wird den Pflegenden dem Sterbenden selten näher bringen. Es gilt, sich dem Patienten einfühlsam gegenüber seinen religiösen Bedürfnissen anzunähern. So wie sich Vertrauen in die Hilfe zur Schmerzlinderung erst aufbauen muss, so kann sich auch nur durch Kontakt zu allmählich vertrauten Bezugspersonen, die einen beständig auf seinem letzten Lebensweg begleiten, Nähe entwickeln, um etwas so Persönliches wie den Glauben (mit)zu teilen. Nur wenn der Sterbende fühlt „hier bin ich sicher, hier werde ich gehört und meine Bedürfnisse ernst genommen", entsteht die notwendige Atmosphäre, um spirituelle Wünsche äußern oder leben zu können z. B. die Bitte, gemeinsam Gebete zu sprechen, einen Engel auf dem Nachttisch liegen zu lassen. Für Sterbende und Angehörige kann es eine große Entlastung bedeuten, wenn man ihre religiösen Ansichten kennt und entsprechende Wünsche berücksichtigt (z. B. Gebetszeiten).

> **REFLEXION**
> Erläutern Sie mit eigenen Worten „Spiritual Care"!

7.1 Was heißt eigentlich …

Spiritualität, Glaube und **Religion** – was heißt das eigentlich? Manche bezeichnen sich als gläubig, andere sind spirituell. Neben der Vielzahl unterschiedlicher Kulturen zeichnet sich die moderne Welt auch über das Nebeneinander diverser Glaubensrichtungen und -möglichkeiten aus. Neben den großen Religionen Christen- und Judentum, Islam, Buddhismus, Hinduismus existieren zahlreiche spirituelle Richtungen, Kirchen (evangelisch, katholisch, römisch-orthodox, freikirchlich) oder Glaubensgemeinschaften (Mormonen) als auch Atheisten. Hinzu kommt, dass jeder Glaube verschieden ausgelegt/gelebt werden kann: der eine Mensch ist streng gläubig, der nächste hat eine liberale Glaubensauffassung, der dritte eine ganz persönliche Weise, seinen Glauben zu leben: „Ich bin kein Kirchgänger und bin dennoch gläubig!" Im Grunde scheint jeder Mensch seine eigene Spiritualität zu haben. Viele lassen sich weder einer Kirche noch Religion zuordnen. Manche haben ein Leben lang ohne Glauben gelebt, entwickeln aber im Angesicht des Todes plötzlich ein starkes Bedürfnis danach. Sinngebung geschieht lebenslang, tritt jedoch besonders in existenziell bedrohlichen Situationen (z. B. Krise, Verlust, Geburt) und am Lebensende auf.

Spiritualität

Spiritualität ist das, was einem persönlich heilig ist. Eine individuelle Haltung dem Leben, den Dingen, den Ereignissen (ob Glück oder Unglück) gegenüber, die Art, wie sie bewertet, ihnen Sinn verliehen und sie bewältigt werden. Es ist die Haltung der Welt und den Menschen gegenüber, dem Wert, der ihnen gegeben wird oder den er für einen Menschen hat. Diese innere Sinngebung kann durch tiefe persönliche Erlebnisse geprägt sein, z. B. Glückserlebnisse in Natur, Liebe und Freundschaft, der beruflichen Aufgabe, das Gefühl, man selbst zu sein, Individualität und Einmaligkeit oder das Geborgen-sein in der Welt.

Religion

Religion ist immer einer bestimmten Glaubensgemeinschaft (z. B. Juden), Glaubenszugehörigkeit (Judentum) – und deren Glaubensinhalten (Thora) mit bestimmten Symbolen (Leuchter, Kappe tragen) und Ritualen (Sabbat feiern) zu zuordnen.

Glaube

Glaube ist die Haltung, die man einer heiligen Wirklichkeit gegenüber hat. Ein starker Glaube bewirkt, inwieweit jemand sich von einer höheren Macht getragen, beschützt, geführt oder getröstet fühlt. Der Glaube kann eine enorme Kraftquelle und Hilfe in guten wie schweren Lebenszeiten sein. Er kann helfen, Lebenserfahrungen in dem Gefühl der Verbindung zu einer höheren Macht besser bewältigen zu können (z. B. mit Allahs Hilfe).

7.2 Zugangswege finden

Wie kann man Brücken zur Spiritualität eines Patienten bauen? Wie im Abschnitt Spiritual Care beschrieben, gelingt ein Zugang zu spirituellen Bedürfnissen vor allem, indem man:

- während der Pflege und Begleitung in seinem Tun eine offene, respektvolle Haltung gegenüber anderen Religionen und Spiritualität ausdrückt,
- eine Religion nicht ablehnt, sollte sie fremd oder unbekannt sein,
- nicht die eigene Religion in den Vordergrund stellt, sondern die des Patienten,
- eigene religiöse/spirituelle Auffassungen nicht aufdrängt (nicht missionieren oder Ratschläge geben),
- Interesse an der Religion bekundet, wird der Patient meist etwas darüber erzählen,
- sich in der spirituellen Wahrnehmung sensibilisiert (Was zeigt der Sterbende von sich?),

- auf verbale Zeichen achtet (Was äußert der Sterbende, welche Worte wählt er? Z. B. „Ich bete, dass es nicht mehr solange dauert", „Ich meditiere, das hilft mir", „Ich habe einen Schutzengel" oder fragt der Kranke nach einem Pastor oder Rabbi?),
- auf nonverbale Zeichen achtet (Was kann man im Zimmer entdecken? Welche Symbole: Kreuz, Engel, Buddha, Rosenkranz, Heiligenbilder, Bibel oder Koran, Klangschale),
- Rituale beobachtet (Betet jemand? Hat jemand einen Engel in der Hand? Wird jemand vom Pfarrer besucht? Singt jemand Kirchenlieder oder hört meditative Musik?),
- auch Atheismus oder die Ablehnung von Spiritual Care akzeptiert (vermeiden: „Kommen Sie mir bloß nicht mit Engeln", „Ich glaub an gar nichts!"),
- mit dem Koffer der Möglichkeiten (s. u.) behutsam Signale für Gespräche schafft oder tröstende Symbole an die Hand gibt,
- möglichst zu Lebzeiten den Patienten und/oder Angehörige nach Glaubensdingen fragt und dokumentiert; nur so können diese entsprechende Berücksichtigung erfahren (z. B. Hände auf Totenbett falten oder nicht),
- Angehörige auffordert, liebgewordene, vertraute Symbole von zu Hause mitzubringen,
- wenn möglich rechtzeitig „letzte Wünsche" bespricht (z. B. Totenkleidung),
- über Sterberituale redet (Wünscht jemand eine Krankensalbung oder Besuch vom Seelsorger, Beichten, Segen?),
- Kontakte zur entsprechenden Gemeinde herstellt (Ansprechpartner?),
- sich über andere Religionen informiert und
- Sterberituale kennen lernt.

Koffer der Möglichkeiten

Der Koffer der Möglichkeiten lebt vom Benutzen – er ist ein mobiles Medium, ein einfacher Koffer, der mit allen möglichen religiösen Symbolen oder spirituellen Dingen von Engeln bis Heiligenbildern, Holzkreuzen oder CDs gefüllt ist. Die Vielfalt des Inhaltes bietet dem Sterbebegleiter eine Auswahl an, aus der er für einen bestimmten Patienten/Angehörigen die Dinge wählen und mitnehmen kann, die möglicherweise eine Gesprächsbasis bilden oder eine Brücke zur spirituellen Begleitung schlagen könnten. Das kann eine Feder als Symbol für Leichtigkeit und Entlastung für einen überforderten Angehörigen oder ein trostspendendes Heftchen mit religiösen Psalmen zum Vorlesen am Sterbebett sein. Dies kann helfen, Betroffene leichter in ein Gespräch zu verwickeln oder bewirken, dass endlich Tränen fließen und offener mit dem Sterben umgegangen wird.

> **Palliative Care – Pflegetipp**
>
> Ein „**Koffer der Möglichkeiten**" kann als Gesprächsbasis oder Brücke zur Begleitung dienen:
> - Symbole aus verschiedenen Religionen, z. B. Rosenkranz
> - Symbole des Schutzes, Trostes (schöne Taschentücher)
> - Bibel, Koran
> - Figuren (Buddha, Engel, Maria)
> - Handschmeichler – kleine Holzkreuze/Herzen, Steine (vom Strand oder Edelsteine)
> - Muscheln, Qigong-Kugeln
> - Naturpostkarten oder Karten mit Engeln, Jesus oder Sprüchen/Psalmen/Gebeten
> - Kleine Büchlein mit trostspendenden Sprüchen
> - CDs mit spiritueller oder meditativer Musik, Chorälen
> - Duftöle für Duftlampen

… nicht auf alles Antwort wissen

Sterbebegleiter stellen oft große Ansprüche an sich selbst. Sie wollen den Betroffenen in der Auseinandersetzung mit seiner todbringenden Krankheit oder dem Sterben (Sterbephasen ➤ Kap. 2.1) aktiv unterstützen. Viele meinen, bei der Sinnsuche helfen zu müssen, Antworten zu haben oder mit Hilfe spiritueller Begleitung Trost und Halt zu vermitteln. Dabei sollte hinterfragt werden: Inwieweit kann ich diese Unterstützung leisten? Wie viel Kraft brauche ich dafür, wie viel Kraft habe ich? Wie sieht es bei mir selbst aus: Bin ich spirituell oder glaube ich an etwas Höheres? Oder ist mir das fremd? Will ich das lieber anderen Kollegen überlassen? Oder finde ich Halt und Zuversicht im Beten oder Meditieren und möchte dies vermitteln? Kenne ich Gebete oder Texte, die Trost spenden können (welche)? Habe ich selbst lebensbedrohliche Situationen erlebt? Hat es mir dabei geholfen, zu glauben? Was hätte ich mir gewünscht – vielleicht habe ich mich nach einem Engel gesehnt?

!Nicht jedem liegt der Umgang mit der Religion.

7.3 Bedeutung des Glaubens bei Krankheit und Tod

Die Suche nach Antworten auf das „Warum geschieht mir das" löst viele Gedanken aus:
- Sinnsuche – Sinnfindung
- Existenzielle Ängste, Lebensbedrohung, Endlichkeit des Daseins
- Strafe, Sühne, Schuldgefühle
- Erlösung, Frieden, Geborgenheit
- Klärung, Ordnung im Leben und Sterben schaffen
- Vergebung, Verzeihen
- „Wie habe ich gelebt? Was habe ich nicht erlebt?"
- „Was waren Fehler? Was schmerzt mich?"
- „Was hinterlasse ich? Wer hält mich in Erinnerung?"

Die persönliche und religiöse (Be)Deutung, die eine schwere Erkrankung oder das Sterben mit sich bringt, beeinflusst die Bewältigung von Lebens- und Sinnkrisen. Alle Religionen geben Antworten auf die Frage: „Was kommt nach dem Tod: Auferstehung, Paradies, Licht, Wiedergeburt oder einfach nichts?"

Spiritualität als Ressource

Bei der spirituellen Begleitung sollten dem Sterbenden weder seine Sinnsuche abgenommen noch Spiritualität aufgezwungen werden. Es erfordert eine hohe Kompetenz, den Sterbeprozess zu begleiten, ohne einzugreifen, ohne ständig etwas zu tun, sondern vielmehr zurückzutreten: die inneren Kämpfe zuzulassen, die Fragen auszuhalten, den Sterbenden sein lassen. Pflegende können auch Schwerkranken und Sterbenden ruhig etwas zutrauen. Dem Patienten sollte Zeit und Raum gewährt werden, um sich in sich selbst zurückziehen zu können, nicht mehr kommunizieren zu wollen, Pflegehandlungen abzulehnen und Ruhe einzufordern. Für gesunde und kranke Menschen stellt die Spiritualität eine wichtige Ressource dar, aus der Kraft, Zuversicht, Hoffnung, Halt und Trost geschöpft werden kann. Der Glaube kann eine große Hilfe sein, um Krisen bewältigen zu können. Manche Patienten können ihr Sterben besser annehmen, da sie sich von ihrem Glauben getragen fühlen. Andere hadern mit Gott, fühlen sich von ihrer Gottheit verlassen und durchleben große innere Kämpfe. Viele Patienten sehen in der Krankheit oder dem Tod eine Strafe für mögliche Verfehlungen im Leben. Menschen, die bisher nicht religiös waren, können plötzlich ein Bedürfnis nach Spiritualität entwickeln. Das so genannte „gute" oder „schlechte" Sterben findet auch vor dem Hintergrund der individuellen religiösen Orientierung und bestimmten Jenseitsvorstellungen statt: indem ein Mensch sich in Frieden geborgen oder von Schuld und Sünde geplagt fühlt. Das Fehlen eines spirituellen Bezugs im Leben kann im Sterben Einsamkeit, Sinn- und Hoffnungslosigkeit vergrößern. Menschen mit Halt im Glauben empfinden oftmals auch im Sterben Trost und Geborgenheit.

Das „gute Sterben"

In der Hospizarbeit erlebt man zuweilen dramatische Einzel- oder Familienschicksale. Viele meinen, in der Kürze der Zeit jahrelang bestehende Konflikte noch lösen zu können oder zumindest in der Sterbestunde wieder zueinander zu stehen. Manche Sterbende warten nur noch darauf, einen bestimmten Menschen noch einmal zu sehen. Und nicht wenige erleben, dass das nicht mehr geht. Dass es zu spät ist. So kann eine Tochter, die nie innigen Kontakt zur Mutter hatte, diese zwar vorbildlich pflegen – aber es fehlt das Herz dabei, weil im Leben zu viele Verletzungen zwischen beiden geschehen sind. Nicht alle können „ihren Frieden machen". Das „gute Sterben" ist für jeden Menschen anders; es ist manchmal keine Frage des Alters als vielmehr des gelebten oder nicht gelebten Lebens. Es beinhaltet für die meisten jedoch den Wunsch eines sanften, schmerzfreien Todes, möglichst im Beisein geliebter Menschen nicht allein zu sterben. Viele Hospizanfragen nach Hilfe *zum* Sterben, können nur verständnisvoll mit einer Hilfe *im* Sterben, der palliativen Begleitung und dem Einhalten von Patientenverfügungen beantwortet werden. Nehmen Menschen Hospizdienste in Anspruch, sind sie häufig positiv überrascht, wie sehr „gutes Sterben" gelingen kann.

> **REFLEXION**
> Diskutieren Sie Begriff und Anspruch des „guten Sterbens"! Besprechen Sie, was mit „Hilfe *im* Sterben" und „Hilfe *zum* Sterben" gemeint ist!

Letzte Wünsche

Neben letzten religiösen Bedürfnissen, etwa dem Segen oder der Beichte, treten im Angesicht der begrenzten Lebenszeit und dem sichtbaren Verschlechtern des Gesundheitszustandes oft Wünsche auf, die für den Patienten mit Lebendigkeit und Glück assoziiert werden: den Frühling draußen riechen (im Bett rausfahren), Weihnachten feiern (Adventsschmuck), sein Haustier (mitbringen lassen), das Meer oder die Berge sehen (Fahrt organisieren), noch mal nach Hause kommen (auch für Stunden), Kontakt zu bestimmten Menschen, einen Sekt trinken ... Auch Ordnung zu schaffen, indem das Testament gemacht oder die eigene Beerdigung (➤ Kap. 8.3) geregelt wird, hilft Sterbenden, leichter gehen zu können. Im Sinn der Hospizarbeit wird stets versucht, diesen Wünschen zur Verwirklichung zu verhelfen.

Geister im Zimmer

Sterbende leben zwischen den Welten. Während sie körperlich noch hier sind und Pflege brauchen, kann sich die Seele bereits in einer anderen, für Sterbebegleiter nicht wahrnehmbaren Welt befinden. Vielfach kann man im Blick erkennen, dass jemand durch einen hindurch sieht oder ins Jenseits blickt. Neben Symbolsprache (➤ Kap. 5.4, „Ich muss los") äußern Sterbende auch, dass sie jemanden, einen Verstorbenen, z. B. den vorher verstorbenen Ehemann oder Wesen wie Engel oder Sensemann im Zimmer sehen. Solche Bilder bewegen Sterbende tief, sind aber für sie selten unheimlich. Vielmehr erkennen sie darin Begleiter, die ihnen beistehen, um furchtloser ins Jenseits zu gelangen. Es ist wichtig, dass Begleiter sie nicht ab- oder überbewerten („Frau K. spinnt aufgrund von Flüssigkeitsmangel/ wirkt psychotisch"), so dass der Sterbende sie ruhig äußern darf, ohne gleich als verrückt zu gelten.

> **REFLEXION**
> - Was denken Sie über Geister im Patientenzimmer?
> - Haben Sie so etwas schon einmal erlebt?
> - Wie war das für Sie?

7.4 Religiöse Rituale in Sterben und Tod

> „... man kann im Glauben leben und auch in ihm sterben.
> Im Glauben leben und ihn im Sterben verlieren.
> Ohne Glaube leben und ihn im Sterben finden.
> Ohne glauben leben und auch sterben"
> *Kollmann, in: Hospizzeitschrift, Ausg. 26/05*

> **REFLEXION**
> Diskutieren Sie das Zitat!

Christentum

Christen glauben an ein Leben nach dem Tod; der Körper stirbt, aber die Seele lebt weiter. Sterben wird mit Erlösung, Vergebung der Sünden, Heimkehren ins Reich Gottes und mit Frieden, Liebe, Güte verbunden. Sterben beinhaltet die Rückschau auf das eigene Leben, auf gute und schlechte Taten, um sich vor seinem Gott zu verantworten (Jüngstes Gericht). Schuld, Sühne, Strafe und Vergebung beschäftigen Kranke, teilweise wird Krankheit als Strafe Gottes aufgefasst. Viele hadern mit Gott, feilschen um Gesundheit und weitere Lebensjahre, bitten um Vergebung und geloben, von nun an anders weiter zu leben. Die Sterbephasen (➤ Kap. 2.1) spiegeln diesen inneren Kampf gut wider. Manchmal ist es hilfreich, den Seelsorger oder vertrauten Pastor zu rufen.

Sterbende suchen und finden Trost in ihren Gebeten oder Gesangbüchern. Daher sollte stets Bibel, Gesangbuch, ein Heftchen mit bekannten trostspendenden Psalmen, Gebeten oder Texten für Betroffene als auch für Pflegende zur Verfügung stehen. Manche schätzen es sehr und beruhigen sich sichtlich, wenn man mit ihnen oder für sie kleine Gebete spricht.

Psalm 23

Der Herr ist mein Hirte; mir wird es an nichts mangelln.
Er weidet mich auf grünen Auen und führt mich zum frischen Wasser.
Er erquicket meine Seele;
Er führt mich auf rechter Straße um seines Namens willen.
Und ob ich schon wanderte im finstren Tal, fürchte ich kein Unglück.
Denn du bist bei mir.
Dein Stecken und Stab trösten mich.
Du deckst mir den Tisch im Angesicht meiner Feinde.
Du salbst mein Haupt mit Öl und schenkst mir den Becher voll ein.
Gutes und Barmherzigkeit werden mir folgen mein Leben lang;
Und ich werde bleiben im Haus des Herrn immerdar.
Amen

Psalm 139

Herr du erforschest mich und kennest mich.
Ich sitze oder stehe, so weißt du es; du verstehst meine Gedanken von ferne.
Ich gehe oder liege, so bist du um mich und siehst alle meine Wege.
Denn siehe, es ist kein Wort auf meiner Zunge, das du Herr, nicht weißt.
Von allen Seiten umgibst du mich und hältst deine Hand über mir.
Solche Erkenntnis ist mir zu wunderbar und zu hoch, ich kann sie nicht begreifen.
Erforsche mich, Gott, und erfahre mein Herz;
Prüfe mich und erfahre, wie ich's meine!

Jesaja 41

Gott sagt: Fürchte dich nicht, denn ich bin bei dir. Ich helfe dir. Ich halte dich bei meiner rechten Hand.

Texte, Worte

Von guten Mächten wunderbar geborgen,
erwarten wir getrost, was kommen mag.
Gott ist mit uns am Abend und am Morgen
Und ganz gewiss an jedem neuen Tag. (D. Bonhoeffer)
Gott, zu dir rufe ich:
In mir ist es finster, aber bei dir ist Licht
Ich bin einsam, aber du verlässt mich nicht
Ich bin kleinmütig, aber bei dir ist Hilfe
Ich bin unruhig, aber bei dir ist die Geduld
Ich verstehe deine Wege nicht, aber du weißt den rechten Weg für mich. (D. Bonhoeffer)

Als Rituale finden sich Abendmahl, Segen, Glaubensbekenntnis und Vaterunser.

Segen

Der Herr segne dich und behüte dich.
Der Herr lasse sein Angesicht leuchten über dir und sei dir gnädig.
Der Herr erhebe sein Angesicht auf dich und gebe dir Frieden.

Vaterunser

Vater unser im Himmel,
geheiligt werde dein Name;
dein Reich komme, dein Wille geschehe
wie im Himmel so auf Erden;
unser tägliches Brot gib uns heute
und vergib uns unsere Schuld,
wie auch wir vergeben unseren Schuldigern;
und führe uns nicht in Versuchung,
sondern erlöse uns von dem Bösen:
denn dein ist das Reich und die Kraft
und die Herrlichkeit in Ewigkeit. Amen

Glaubensbekenntnis

Ich glaube an Gott,
den Vater, den Allmächtigen,
den Schöpfer des Himmels und der Erde,
und an Jesus Christus, seinen eingeborenen Sohn,
unsern Herrn,
empfangen durch die Jungfrau Maria,
gelitten unter Pontius Pilatus,
gekreuzigt, gestorben und begraben,
hinabgestiegen in das Reich des Todes,
am dritten Tage auferstanden von den Toten,
aufgefahren in den Himmel;
er sitzt zur Rechten Gottes, des allmächtigen Vaters;
von dort wird er kommen,
zu richten die Lebenden und die Toten.
Ich glaube an den Heiligen Geist, die heilige christliche Kirche,
Gemeinschaft der Heiligen, Vergebung der Sünden , Auferstehung der Toten und das ewige Leben. Amen

Nach dem Versterben können die Augen geschlossen, die Hände gefaltet werden, es kann ein Kreuz mit ins Bett gelegt und Gebete/Segen gesprochen werden. Heute werden auch (Schutz)Engel oder Kärtchen mit biblischen Sprüchen beigelegt. Eine Kerze leuchtet als Licht für den Weg und Zeichen der

Auferstehung. In Hospizen wird eine Aussegnung angeboten (im Sterbezimmer oder Raum der Stille).

Katholische Christen

Katholiken empfangen die Krankenkommunionsfeier (Wegzehrung, Buße abnehmen) und Krankensegnung am Bett. Besondere Sakramente sind die Krankensalbung als Stärkung und die Beichte. Rituale und Symbole (Rosenkranz, Marienfigur, Heiligenbildnisse, Kruzifix) werden als Halt, Erleichterung und Trost empfunden. Wichtigste Gebete sind das Vaterunser und Ave Maria. Dem Verstorbenen werden die Augen geschlossen und eines oder mehrere Symbole in die Hände gelegt.

> **Ave Maria**
>
> Gegrüßet seist du Maria, voll der Gnade, der Herr ist mit dir.
> Du bist gebenedeit unter den Frauen, und gebenedeit ist die Frucht deines Leibes, Jesus.
> Heilige Maria, Mutter Gottes, bitte für uns Sünder
> Jetzt und in der Stunde unseres Todes. Amen.

> **Rosenkranz**
>
> Jesus, der für uns gekreuzigt worden ist
> Jesus, der von den Toten auferstanden ist
> Jesus, der in den Himmel aufgefahren ist
> Jesus, der dich o Jungfrau, in den Himmel aufgenommen hat
> Jesus, der alles vollenden wird

> **Kath. Segensworte**
>
> Gott, wir bitten, komm und segne uns,
> lege auf uns deinen Frieden;
> schützend halte deine Hand über uns,
> rühr uns an mit deiner Kraft
> und geleite uns auf unsren Wegen zu dem Ziel,
> das du uns zugedacht hast. Amen
> Fürchte dich nicht (Patientenname), ich habe dich bei deinem Namen gerufen.
> Ich habe dich erlöst, du bist mein. Nichts kann dich von mir oder meiner Liebe trennen.

Judentum

> **Psalm 121**
>
> Der Herr behüte dich vor allem Übel, er behüte deine Seele,
> der Herr behüte deinen Ausgang und deinen Eingang von nun an bis in Ewigkeit.

Für Juden hat das Leben, trotz Auferstehungsglaube, eine höhere Bedeutung als der Tod. Dem Kranken und Sterbenden darf sein Zustand nicht verheimlicht werden, damit er sich auf den Tod vorbereiten kann, wenn ihn der Todesengel holt. Krankenbesuche, -speisen und Gebete sind religiöse Pflichten und sollen helfen, vom Leiden abzulenken. Nach dem Versterben werden Rituale nur von Angehörigen oder Juden ausgeführt und der Tote nur von ihnen berührt/bewegt (Augen schließen, Arme seitlich an den Körper legen, Kinn hochbinden). Gedenkkerze und Totenwache behüten ihn bis zur Bestattung (innerhalb 24 Stunden).

Islam

Nach dem Islam (Koran) soll der gläubige Mensch ein in bedingungslosem Vertrauen auf Allah gerichtetes Leben führen. Nach Erfüllung strikter Rituale (z. B. täglich 5mal in Richtung Mekka zu beten, Waschungen, Speise-, Kleidungsvorschriften) gilt das gläubige Leben als Weg zum Paradies (Tod=Tor). Im Sterben sollten gläubige Angehörige oder ein Iman gerufen werden. Kontakte zur islamischen Gemeinde sollten hergestellt werden.

> **Koran 41,30**
>
> Jene, die sprachen: „Unser Herr ist Allah!" und als dann auf dem geraden Pfad gingen, auf sie steigen die Engel hernieder und reden sie an: „Fürchtet euch nicht, noch habet Sorgen. Erfreuet euch im Garten, der euch versprochen ward."

Alle Handlungen nach Versterben dürfen nur von Muslimen durchgeführt werden. Tote werden so rasch wie möglich ins Leichenschauhaus (rituelle Totenwaschung) überführt und bestattet. Da Muslime zahlreiche gläubige Vorschriften erfüllen müs-

sen, ist die Kenntnis über die Pflege im Islam unerlässlich.
(Bausewein, C. et al.: Leitfaden Palliativmedizin, 2. Aufl., München 2004)

Buddhismus

Wenn ich esse, esse ich. Wenn ich gehe, gehe ich. Wenn ich sterbe, sterbe ich.
Leben bedeutet Sterben. Sterben bedeutet Leben.

Im Zentrum des Buddhismus steht die (spirituelle) Bewusstheit: die Achtsamkeit des Handelns, des Lebens und der Dinge in jedem Moment (im Jetzt). Meditation gilt als Gebet; es muss nicht allein in Stille (Zazen), sondern kann auch in Alltagsbeschäftigungen bewusst (aus)geübt werden. Buddhisten glauben an Wiedergeburt und die Vergänglichkeit des Seins, so dass man häufig eine bewusste Gelassenheit gegenüber dem Sterben erlebt. Um sich in Meditation und Ruhe auf den Tod vorzubereiten, ist die Kenntnis über den Krankheitszustand unerlässlich. Der Kontakt zur lokalen buddhistischen Gemeinde oder eines Priesters ist wünschenswert. Buddhafiguren, Räucherwerk, Klangschalen und Rezitationstexte (Sutren) sind Symbole der Meditation.

Hinduismus

Für den, der geboren wird, ist der Tod sicher. Aber für den, der stirbt, ist die Geburt sicher.
(Gesang während der Verbrennungszeremonie)

Nach hinduistischem Glauben hat der Mensch viele (gute und schlechte) Existenzen zu durchleben (Karma). Die Sehnsucht des Hindu besteht demnach darin, sich aus dem endlosen Kreislauf der Wiedergeburt (Samsara) zu befreien und durch Gebet (Versenkung/Yoga) und Hingabe an Brahma (Gott), Erkenntnis (Njana Marga) und Handeln (Karma) das All-Einsseins mit Gott und mit der Weltseele zu erlangen. Jeder hinduistische Patient bedarf Raum und Zeit für seine Glaubensausübung (Gebete, Yoga, Meditation). Götterbilder oder -figuren (von Braha, Vishnu, Shiva) schenken Halt und Trost, sie finden sich im Zimmer oder unter dem Kopfkissen Kranker. Aufgrund der Riten (Gebete, Reinigung, Speisen) und bei Problemen (z. B. Unkenntnis, darüber dass über Beschwerden u. a. nicht gesprochen wird) ist es hilfreich, den Kontakt zur örtlichen Hindugemeinde herzustellen.

Atheismus

Ich glaube an nichts. Ich bin frei!

In der heutigen Zeit finden die einen zur Religion zurück, andere sagen sich ganz von ihr los. Ohne Glauben zu leben, bedeutet aber nicht immer nur in allem frei zu sein, sondern birgt in Krisen, wie Krankheit und Sterben (biografisches Schicksal oder unverdiente Ungerechtigkeit des Lebens), auch ein Gefühl von Haltlosigkeit, dem Ungeborgen-sein in der Welt, nicht zuletzt auch Hoffnungslosigkeit und Sinnlosigkeit im Leben und Dasein. Die Frage nach dem Sinn kann quälend werden. Gläubige Menschen können wegen ihrer Glaubensinhalte (z. B. Antworten finden, Jenseitshoffnungen) beneidet werden. Manche Ungläubige entwickeln den Wunsch, glauben zu können. Andere hadern wegen Ihrer Ungläubigkeit nicht und akzeptieren den Tod als Ende menschlichen Lebens. Bei verzweifelten Patienten ist jedoch die Hilfe eines Therapeuten oder Seelsorgers häufig hilfreich und stützend. Das Leben des Verstorbenen ist Inhalt der konfessionslosen Trauerfeier (sozial-individuelle statt religiöse Dimension).

!Hinweis: Wegen der umfangreichen Glaubensinhalte und Vielzahl der Religionen wird auf weitere Literatur verwiesen:
Bausewein, C. et al.: Leitfaden Palliativmedizin, 2. Aufl., München 2004
Nysters/Schmitt: Denn sie werden getröstete werden. Das Hausbuch zu Leid und Trauer, Sterben und Tod, 2004

KAPITEL 8
Versorgung und Würdigung des Toten

8.1 Aufgaben der Pflegenden 81

8.2 Rituale 83

8.3 Bestattung 85

Sterbebegleitung geht über den Tod hinaus.

Was bedeutet „Sterbebegleitung geht über den Tod hinaus"?

Die Versorgung Verstorbener ist im Krankenhaus oder Pflegeheim zumeist eine unbeliebte Aufgabe, die sich auch in der Art und Weise, wie „versachlicht" man mit Toten in Institutionen umgeht, widerspiegelt: Der Leichnam „wird fertig gemacht", was in der Regel heißt, dass er von Schläuchen befreit wird, ein Totenhemd angezogen und das Kinn hochgebunden bekommt, eine Identifikationskarte am Zeh erhält und mit einem Laken abgedeckt wird – um möglichst schnell im Zinksarg in die Pathologie befördert zu werden. Noch immer fehlen Zimmer für Verstorbene, nicht selten bleibt Angehörigen keine Zeit, sich verabschieden zu können. Die Versorgung und Würdigung des Verstorbenen und seiner Angehörigen kann jedoch anders aussehen und als sinnvolle Aufgabe von Pflegenden und Sterbebegleitern aufgefasst werden. Die Pflege Sterbender beinhaltet eine **Fürsorge für verstorbene Patienten und ihre Angehörigen über den Tod hinaus.** Es gibt neben einem würdevollen Sterben auch einen würdigen Tod, einen respektvollen, spirituellen Umgang mit dem Leichnam, der eine Berücksichtigung persönlicher Wünsche und der jeweiligen Glaubensrichtung, z. B. welche Kleidung der Verstorbene tragen möchte oder ob ein Gebet am Totenbett gesprochen werden soll, als auch die Situation der Hinterbliebenen mit einschließt. Darüber hinaus sollte nie vergessen werden, dass auch Pflegende, Sterbebegleiter und Hospizhelfer vom Tod betroffen sind, für sie sollte ebenso Sorge getragen werden, z. B. mit Hilfe von Ritualen, um Abschied nehmen und den Tod verarbeiten zu können (> Kap. 11, Selbstpflege). Anstelle von Ärzten oder Seelsorgern sind es neben **Angehörigen** vor allem **Pflegende, die das Sterben bis zuletzt intensiv begleiten;** sie sind es, die da(bei) sind, wenn der Patient zumeist nachts oder in den frühen Morgenstunden verstirbt, und sie werden anschließend die Versorgung des Toten übernehmen.

Innehalten, wenn das Herz stillsteht

Während ein Atem- oder Herzstillstand im Klinikalltag alarmierende Hektik auslöst und Pflegende wie Ärzte für Wiederbelebungsmaßnahmen aktiviert, kann man im Hospiz- oder palliativen Bereich das Gegenteil beobachten: Ist der letzte Atemzug getan, hört das Herz auf zu schlagen, kann der Mensch in Ruhe versterben. Die Sterbebegleiter halten inne im *Tun*, sie besinnen sich auf den Verstorbenen und lassen den Tod in Ruhe zu. Im Sterbezimmer werden Kerzen angezündet, Uhren angehalten. Aromatische Düfte und geöffnete Fenster sollen der Seele des Verstorbenen helfen, sich vom Körper zu lösen. Am Verstorbenen wird nicht sofort „herumgezerrt", ihm wird für eine Zeit lang (½ bis 1 Stunde) seine Totenruhe gewährt. Die Zimmertür wird geschlossen – davor eine Rose, ein Engel oder Windlicht symbolisieren anderen, dass hier jemand gestorben ist. Für alle sichtbar wird meistens im Eingangsbereich die Verstorbenenkerze entzündet. Diese ist als Symbol wie die Tauf- oder Geburtstagskerze zu verstehen und signalisiert allen Mitarbeitern – vom Servicepersonal bis zu den Kollegen der nachfolgenden Schicht als auch Besuchern oder Ärzten – dass ein Toter zu beklagen ist. Im Gegensatz zu Krankenhäusern oder vielen Pflegeeinrichtungen wird in der Hospiz- und palliativen Arbeit bewusst offen mit dem Tod umgegangen. Mitpatienten dürfen mitbekommen, wenn jemand verstirbt oder überführt wird. Dies sind Momente, die Gesprächsanlass über den eigenen Tod eröffnen können. Nachfragen über verstorbene Patienten wird ehrlich begegnet.

Der Tod eines Menschen, den ein Pflegender begleitet hat, sollte immer Anlass geben, sich selbst einen Moment der Ruhe, des Innehaltens und wieder weiter Atmens zu gewähren. Auch der Sterbebegleiter braucht Zeit, Raum und Symbole, um Abschied nehmen zu können (> Kap. 11, Selbstpflege). Die Versorgung und Würdigung des Toten, die einerseits praktische Maßnahmen andererseits bürokratische Formalitäten beinhaltet, bietet unbewusst einen Handlungs- und Gestaltungsraum, um den Tod zu „verarbeiten". Die Art und Weise, wie ein Toter zurechtgemacht und Sorge für seine Seele und seinen Körper getragen wird, das Zimmer – auch für die Hinterbliebenen – hergerichtet wird, kann dem Pflegenden dabei helfen, den Tod im wahrsten Sinne des Wortes für sich „be-greifbar" zu machen.

> **REFLEXION**
> Tauschen Sie sich über Ihre Erfahrungen mit Sterben in verschiedenen Institutionen aus!

8.1 Aufgaben der Pflegenden

Die Betreuung Verstorbener und ihrer Angehörigen umfasst:
- Formalitäten
- Praktische Versorgung und Würdigung des Toten
- Beistand Angehöriger
- Rituale – einschließlich Selbstpflege
- Nachsorge

Formalien

Nachdem der Tod eines Patienten eingetreten ist, sind bestimmte Formalitäten zu erledigen. Allen voran gilt es, die Kollegen, den Arzt sowie die Angehörigen zu informieren. Eine **Checkliste,** auf der die zu erledigenden Posten abgehakt werden können, ist in dieser Situation oft hilfreich, da man aufgrund eigener Betroffenheit oder anderer Arbeitsabläufe leicht etwas vergessen kann:

> **Palliative Care – Pflegetipp**
> **Checkliste für Aufgaben nach dem eingetretenen Tod**
> - Sterbezeit dokumentieren (Kurve, Sterbekalender, Abschiedsbuch, Tafel).
> - Kollegen und Leitung informieren.
> - Arzt zum Ausstellen des Totenscheins anrufen.
> - Angehörige bzw. Betreuer einfühlsam informieren; nachfragen, wann und ob sie kommen. → Es sollte vorab dokumentiert sein, wer Ansprechpartner ist und ob beim Versterben Tag und Nacht angerufen werden soll.
> - Rituale der Totenruhe ausführen.
> - Apotheke, Krankenkasse abmelden.
> - Verwaltung informieren (+ BAG-Statistik-Bogen).
> - Belegungsbogen/Mitternachtsstatistik ändern.
> - Name und Telefonnummer des gewünschten Bestatters, Personalausweis und Versichertenkarte bereitlegen.
> - Nachlass und Wertgegenstände dokumentieren.
> - Versorgung des Toten (➤ s. u.).
> - Herrichten des Zimmers (abklären, wie lange der Tote bleibt).
> - Betreuung der Angehörigen.
> - Abklären, wer persönliche Sachen abholt.
> - Klären, wer den Bestatter informiert.
> - Dokumentation abschließen (notieren, wie jemand verstorben ist), Betäubungsmittel(BTM)-Bestand dokumentieren, gestellte Medikamente verwerfen, vom Medikamentenplan streichen.
> - Bestatter empfangen, Papiere mitgeben.
> - Zimmer reinigen/ausräuchern.

Die aufgeführten Punkte dienen als Richtlinie und können entsprechend der jeweiligen Institution geändert werden.

Versorgung und Würdigung des Toten

Die Versorgung am Totenbett geschieht würdevoll in Stille und Ruhe. Im Team sollte dem zuständigen Pflegenden hierfür trotz der anliegenden Arbeit genügend Zeit zur Verfügung gestellt werden; wenn möglich können zwei Kollegen gemeinsam den Toten herrichten. Vorab sollte geklärt sein, inwieweit Angehörige entweder beim Sterben dabei sein möchten oder aber, ob sie erst danach dem Toten gegenübertreten wollen. Die meisten Angehörigen wünschen sich „ein gutes Erinnerungsbild" vom Verstorbenen, d. h. sie möchten erst ins Zimmer, wenn die Leiche ansehnlich oder schön hergerichtet worden ist. Für viele ist das Bild des Sterbenden mit Schläuchen, Pflegemitteln oder medizinischen Geräten verbunden, sie wünschen sich danach beim Toten ein Bild des Friedens vorzufinden. Andere haben im Hospiz über Wochen ein Gefühl von Zuhause, Geborgenheit und Unterstützung erfahren, sie konnten ein würdiges Sterben miterleben, ohne dass es groß nach Krankheit und Tod aussah, so dass sie den Pflegenden ihren Verstorbenen anvertrauen. Sie bitten eher Pflegende als den Bestatter, sich dem Toten würdevoll anzunehmen, z. B. ausgewählte Kleidung anzuziehen. Sie möchten erst danach, zumeist gemeinsam mit Pflegenden, das Sterbezimmer betreten oder trauen sich erst dann zu, allein im Zimmer zu verbleiben. Manche Angehörige möchten gemeinsam mit den Pflegenden den Toten herrichten, sie möchten den Toten waschen und kleiden, um ihm „eine letzte Ehre zu erweisen". Angehörige sollten je nach Wunsch beteiligt oder entlastet werden.

> **Palliative Care – Pflegetipp**
> **Die praktische Versorgung umfasst:**
> - Schließen der Augen.
> - Rückenlagerung.
> - Entfernen aller Nadeln, Schläuche, Beutel → Achtung: entstehende Öffnungen können weiterhin Sekret absondern, ggf. abkleben oder z. B. nicht sichtbare Verbände/Anus-praeter-Beutel sauber belassen.
> - Vorlagen/Pants belassen, da sich durch das Erschlaffen der Schließmuskulatur Darm und Blase entleeren können.
> - Körperpflege/Waschung, je nach Situation.
> - Frische oder mitgebrachte Totenkleidung anziehen.
> - Haare richten, evtl. Rasur.
> - Zähne einsetzen.
> - Kinn/Nacken ggf. mit Hilfe eines aufgerollten Handtuchs stützen, um Mund geschlossen zu halten.
> - Duftlampe (Rosmarin, Lavendel) und Fenster öffnen, wenn aufgrund der Krankheit ein unangenehmer Geruch vorherrscht.
> - Hände auf der Brust zusammenlegen oder falten.
> - Ggf. frisches Laken, Kopfkissen.
> - Den Toten wie zu Lebzeiten mit frischem, schönem Bezug (ohne Inlett) zudecken, nicht abdecken!
> - Den Toten ggf. dezent schminken: Was passt zu dem Menschen? Wie hätte er es gewollt?
> - Entfernen der medizinischen Hilfs- und Lagerungsmittel, Pflegeutensilien.
> - Zimmer aufräumen, eine friedliche Atmosphäre schaffen: Blumen, Bilder, Kerzen, Engel, Musik.
> - Totenbett je nach hausinternen oder individuellen Ritualen mit Blüten bestreuen, ein Gebet sprechen oder Abschiedsritual vollziehen, persönliche Sachen beilegen.
> - Gestaltungsraum für Angehörige lassen: sie legen gern dem Sterbenden etwas Persönliches (Schmuck, Fotos, Rose) bei, das später mit in den Sarg gelegt werden soll.

> **REFLEXION**
> - Wie wird im Krankenhaus ein Toter „fertig gemacht"?
> - Wie haben Sie das bisher erlebt?
> - Welche guten und schlechten Erinnerungen haben Sie damit gemacht?

Hinweis zur Totenstarre: Diese beginnt ½ bis 2 Stunden nach Versterben im Bereich der Unterkiefermuskeln (!rechtzeitiges Schließen des Mundes/Ankleiden) und dehnt sich dann aus. Bringen erst Angehörige Totenkleider mit oder treffen sie aufgrund einer längeren Anreise verspätet ein, kann das Ankleiden nicht mehr von den Pflegenden übernommen werden und wird dem Bestatter überlassen (Starre löst sich nach einem Tag). Es kann wichtig sein, die Angehörigen rechtzeitig darüber aufzuklären.

Beistand Hinterbliebener

Die Begleitung Angehöriger ist fester Bestandteil der palliativen Pflege und geht über den Tod hinaus: Neben der würdevollen Versorgung des Verstorbenen benötigen Angehörige Beistand und Unterstützung in der Bewältigung des erlebten Verlustes und ihrer Trauer. Der Tod kann aus „starken" Angehörigen plötzlich hilflose Hinterbliebene machen. Viele bemühen sich, sich selbst zurückzunehmen und sich um jeden Preis vor anderen (dem Sterbenden, Pflegenden, anderen Angehörigen) zusammenzureißen. Während der oft langwierigen Krankheitsphase und dem Sterbeprozess mag dies noch einigermaßen gelingen, nach dem Tod aber brechen Emotionen brechen auf und die Erschöpfung wird sichtbar. Auch wenn der Tod sich lange abzeichnet, geraten Angehörige bei der Todesnachricht in Verzweiflung, Panik und einen Schockzustand. Sie wissen nicht, was zu tun ist und brauchen Beistand; Gespräche mit Pflegenden oder Ehrenamtlichen, Hilfe durch Bestatter oder Trauerbegleitung (Trauergruppe oder -Café).

> **Palliative Care – Pflegetipp**
> **Die empathische Unterstützung durch Pflegende umfasst:**
> - Sensible Mitteilung über das Versterben; viele möchten wissen, wie das Sterben verlaufen ist („Ist er/sie friedlich eingeschlafen/hat er/sie sich gequält?").
> - Herrichten des Toten sowie des Zimmers.
> - Auffangen und in Empfang nehmen der Angehörigen nach Erhalt der Todesnachricht.
> - Vorbereiten, Begleiten zum Leichnam, gemeinsames Betreten des Sterbezimmers; z. B. erzählen, wie schön die Verstorbene aussieht/Ängste nehmen.

- Gesten des Beistands und der Fürsorge; je nach Situation anbieten, da zu bleiben oder alleine lassen.
- Informieren, wo man zu finden ist/dass man später wieder hereinschaut.
- Gesprächsbereitschaft signalisieren, Informations- und Erinnerungsaustausch.
- Ermutigung, Zeit mit dem Verstorbenen zu verbringen, ihn zu berühren, mit ihm zu reden, ihm noch Ungesagtes oder Belastendes anvertrauen.
- Kaffee anbieten, für Sitzgelegenheiten am Sterbebett sorgen, falls mehrere Angehörige zusammen kommen.
- Besprechen, wie lange der Tote verweilen soll; anbieten der hausinternen Möglichkeiten, z. B. bis zu 2 Tagen Raum und Zeit zum Abschied nehmen.
- Anbieten der Aufbahrung im Raum der Stille oder zu Hause.
- Übernachtungsmöglichkeiten/Verköstigung anbieten.
- Hilfestellungen bei Bestattungsformalitäten.
- Benachrichtigen des Bestatters zur Überführung.
- Informationen über Trauerbegleitung oder Gedenkfeiern.
- Über Rituale informieren: Abschiedsbuch, Kerzen, Aussegnung, Andacht.

Übernehmen Angehörige die Sterbebegleitung oder sind beim Versterben anwesend, so ist es wichtig, ihnen dabei zu helfen, sich vom Toten zu lösen. Viele brauchen eine „Erlaubnis" für eine Pause, eine Zigarette, einen Kaffee. Sie müssen in Pausen nach Hause oder zum Spazieren gehen regelrecht geschickt werden, da sie meinen, den Toten nicht alleine lassen zu können. Es ist ganz wichtig, dass der Angehörige aus der Situation heraustritt und Abstand gewinnt. Je nach Situation und Wünschen sollte der Angehörige bei dem Herrichten des Verstorbenen beteiligt oder entlastet werden. Wichtig ist es jedoch, den Hinterbliebenen einen Gestaltungsraum für individuelle Trauer, Abschied oder religiöse Rituale zuzugestehen. Das kann bedeuten, dass jemand im Zimmer des Verstorbenen noch eine Nacht verbringen möchte, um Totenwache zu halten oder in Ruhe Abschied nehmen zu können. Es kann sein, dass eine Aufbahrung im Raum der Stille gewünscht wird, damit weitere Angehörige sich verabschieden können. Genauso kann es geschehen, dass jemand nur telefonisch verständigt werden will und den Pflegenden alles andere überlässt – oder dass ein Sterbender keine Angehörigen mehr hat. Es ist wichtig, nicht zu bewerten, wie und ob jemand trauert. Jeder Mensch tut dies auf seine Weise.

8.2 Rituale

Rituale am Ende des Lebens können allen Beteiligten Halt geben und dabei helfen, Abschied und Trauer zu verarbeiten. Sie bieten einen notwendigen Gestaltungsraum, um mit Sterben und Tod umgehen zu können. Festgelegte Verhaltensweisen oder einfache Handlungen schenken Betroffenen wie Begleitern Möglichkeiten, mit dem Verlust zurechtzukommen, ihn zu handhaben (Spezielle religiöse Rituale ➤ Kap. 7.4).

Rituale für Verstorbene

Hierzu zählen die würdevolle Versorgung des Leichnams, Totenwaschung, Totenkleidung, die Hände übereinander legen oder falten, ein persönliches religiöses Symbol (Buddha, Kreuz, Rosenkranz) beizulegen – viele Patienten haben noch zu Lebzeiten „ihr" Symbol bei sich auf dem Nachttisch oder in der Hand (Marienbild, Engel). Im Sterbezimmer können Teelichter aufgestellt werden, Blütenblätter oder frische Blumen können das Totenbett verschönern, Duftlampe und Fenster können für das Loslösen der Seele vom Körper unterstützend wirken, ein Gebet oder Text kann allein oder im Team gesprochen werden, Musik kann leise laufen. Für den Verstorbenen wird vor der Tür und im Foyer ein Licht entzündet. Im Abschiedsbuch kennzeichnet sein Name eine eigene Seite und ermöglicht das Erinnern.

Rituale für Pflegende

Die festgelegten praktischen und formalen Handlungsabläufe können dabei helfen, mit dem Tod eines vertrauten Patienten umzugehen. Die Art, wie man einen Verstorbenen zurechtmacht, wie man seinen Sterbe-Raum gestaltet und den Hinterbliebenen beisteht, kann auch dem Pflegenden selbst Halt und Hilfe geben, mit dem Tod fertig zu werden. In der Sterbebegleitung kommt es häufig vor, dass enge Beziehungen in kurzer Zeit entstehen und sich Begleiter und Begleitete in der letzten Lebenszeit ungewöhnlich nahe kommen. Wenn die **Fürsorge** Sterbender und Angehöriger über den Tod hinaus geht, so muss dasselbe **auch den Begleitern zugestanden werden**. Gute oder menschliche Begleitung gelingt nur, wenn der Pflegender berührbar ist, wenn er offen ist und gute oder unangenehme Gefühle den Betroffenen aber eben auch sich selbst zugesteht. Sterben geht an die Substanz, der Tod von Patienten geht zu Herzen, die Begegnungen mit Angehörigen kosten einerseits Kraft und Nerven – andererseits erlebt man ungewohnt tiefe Kontakte und Gespräche.

Der Abschied von wochenlang begleiteten Menschen berührt und bereichert emotional. Gerade deshalb ist es für Pflegende und Sterbebegleiter wichtig, Strategien zur Entlastung und Erhaltung der täglichen Arbeitskraft zu entwickeln. Neben Supervision und Teamsitzungen kann das Entwickeln von persönlichen und institutionellen Ritualen Hilfestellungen bieten, um mit den vielen Todesfällen leben und arbeiten zu können. Viele Hospize, Initiativen und Palliativstationen haben eigene, **im Pflegealltag praktizierbare Rituale** entwickelt, um einen gemeinsamen und gleichzeitig persönlichen Raum er-lebbar zu machen, um verstorbener Patienten zu gedenken, aber auch um trotz der Toten weiter-leben zu können (> Kap. 11, Selbstpflege).

Palliative Care – Pflegetipp

- Totenruhe einhalten, später mit Zeit den Verstorbenen herrichten.
- Alleine oder im Team (z. B. nach der Übergabe) am Bett einen Text lesen oder in Stille zusammen stehen.
- Im Abschiedsbuch eine Seite einrichten ggf. die Todesanzeige einkleben oder die Seite gestalten, wenn Angehörige dies nicht wollen oder können – dafür können Kollegen abwechselnd zuständig sein.
- Möglichst 24 Stunden das Zimmer frei lassen, so dass Pflegende die Möglichkeit haben, sich innerlich auf einen neuen Gast im selben Zimmer einzustellen: die Würdigung des Verstorbenen und die Chance der Verabschiedung/Loslösung der Pflegenden sollte mehr im Vordergrund stehen als rasch belegte Betten!
- In zweiwöchigen oder monatlichen Andachten jeweils eine ½ Stunde den in diesem Zeitraum Verstorbenen bewusst gedenken; die Andacht kann von Pflegenden selbst zeremoniell gestaltet und im Wechsel vorbereitet werden, dies muss nicht immer durch einen Seelsorger geschehen.
- Im Pausenraum kann eine Gedenktafel (Pinnwand) oder Kalender den aktuellen Toten einen bewussten, sichtbaren Platz im Weiterleben und Weiterarbeiten geben; der Blick darauf löst innere Bilder aus – man kann den Menschen/Erlebnisse immer wieder kurz Revue passieren lassen.
- Vierteljährlicher Trauertisch, um sich ungezwungen bei Kaffee und Kuchen an die Verstorbenen zu erinnern, um Erlebnisse aus der gemeinsamen Pflege und Begleitung auszutauschen.
- Halbjährliche/jährliche Gedenkfeier durch einen Seelsorger oder der Leitung.

Beispiel für eine Andacht: Abschied feiern im Raum der Stille

Materialien sind selbstständig auszuwählen, z. B. Wunderkerzen, Räucherstäbchen, Kerzen, Teelichter, Kreuz, Buddha, Engel, Musik, Texte sowie die Liste der Verstorbenen.

Ablauf:
1. Begrüßung – Warum man gemeinsam versammelt ist
2. Ausgewählten Text, literarisch/religiös/spirituell oder Lied, z. B. „Du fehlst" (H. Grönemeyer)
3. Nennung der Verstorbenen und z. B. Teelichter anzünden
4. Zeit der Stille/Meditation mit oder ohne leise Musik
5. Austausch von Erinnerungen, Eindrücken, Erlebnissen mit den Verstorbenen
6. Gebet oder abschließender Text
7. Segen sprechen (Segenssprüche kann man sich besorgen oder selbst formulieren).

Rituale für Angehörige

Die Beteiligung Angehöriger an Ritualen ist individuell und situationsabhängig. Allgemein angeboten werden:
- Individuelle Gestaltungsmöglichkeiten am Verstorbenen, im Sterbezimmer
- Angebot, den Toten über mehrere Stunden/Tage entweder im Zimmer, Raum der Stille oder zu Hause aufzubahren
- Angezündete Kerzen im Zimmer, vor der Tür, im Foyer
- Gestaltungsseite im Abschiedsbuch
- Aussegnungsritual durch Seelsorger
- Gedenkfeiern für Trauernde und Hinterbliebene, Trauerpost (in mehrwöchigen Abständen Trostbriefe verschicken)

- Angehörigentreffen
- Trauergruppe, -Café, -Gespräche mit Pflegenden, Trauerbegleitern oder Ehrenamtlichen

Nach der Überführung

Nach der Überführung wird die Kerze im Foyer gelöscht. Das Zimmer wird gesäubert, gelüftet und ausgeräuchert (Salbei). Die nächsten 24 Stunden wird das Zimmer möglichst nicht belegt, so bleibt Pflegenden Zeit, sich auf den nächsten Gast des Zimmers neu einzustellen. In der Arbeit mit Sterbenden wird der Tod bewusst erlebt und gewürdigt. Gemäß dem Grundsatz, dass der Tod zum Leben gehört, sollte nach dem Versterben und Abschied nehmen das Leben und Arbeiten bewusst weitergehen.

REFLEXION
- Welche Erfahrungen im Umgang mit dem Leichnam haben Sie gemacht?
- Wie ist Ihnen zumute, wenn Sie einen Toten versorgen müss(t)en?
- Haben Sie Berührungsängste? Welche?
- Vergegenwärtigen Sie sich, was Tod oder Herzstillstand im Krankenhaus auslöst. Berichten Sie! Wie würden Sie sich am liebsten in dieser Situation verhalten? Was löst der Tod eines Patienten bei Ihnen selbst aus?
- Wie möchten Sie einen Verstorbenen zurechtmachen? Welche Bedürfnisse, Symbole oder Handlungen sind Ihnen dabei wichtig?
- Kennen Sie religiöse Rituale? Trostworte oder kurze Gebete? Wo könnten Sie diese erhalten?
- Wie würden Sie den Tod überbringen? Sie müssen einen Angehörigen über das Versterben z. B. des Partners oder der Mutter telefonisch mitteilen – welche Worte wählen Sie? Spielen Sie ein solches Telefonat im Rollenspiel!
- Ein Angehöriger von Ihnen ist verstorben. Was wünschen Sie sich an Gestaltungs- und Handlungsmöglichkeiten (z. B. Zeit, Kleidung auswählen, mitwaschen)?
- Entwickeln Sie Ideen für Abschiedsrituale, eine kleine Andacht mit Kollegen! Denken Sie an einen bestimmten verstorbenen Patienten: Was würde zu ihm passen? Welche Worte, Symbole, Musik würden Sie wählen?

8.3 Bestattung

Die Zeit zwischen dem Versterben und der Bestattung ist für Hinterbliebene eine schwierige Phase. Die Konfrontation mit dem Tod und Abschied, dem unwiederbringlichen Verlust eines Menschen führt viele in eine Krise: Wie soll das Leben ohne den Vater (Mutter/Partner/Oma) weitergehen? Was ist das Leben plötzlich ohne den anderen? Wie soll sein Platz ausgefüllt werden? Hoffnungslosigkeit, ein Gefühl der Leere und die Angst, die nächste Zeit nicht allein bewältigen zu können, lässt Angehörige verzweifeln. Allen voran steht die Trauer. Und dann die Auseinandersetzung mit der auszurichtenden Beerdigung, der Trauerfeier, den Beileidsbekundungen anderer Menschen. Die meisten fühlen sich damit überfordert. Für Pflegende in der Sterbebegleitung ist es notwendig, sich mit dem Thema Bestattung auseinandergesetzt und darüber informiert zu haben, so dass sie den Fragen der Angehörigen begegnen und beratend zur Seite stehen können. Nur die Wenigsten haben (z. B. aufgrund ihrer Erkrankung) bereits eine sogenannte **Bestattungsvorsorge** getroffen und schriftlich festgelegt, was mit ihnen nach dem Tod geschehen soll (z. B. welche Kleidung, Text für Trauerkarten) – eine große Hilfe für die Hinterbliebenen! In der Regel aber haben die Wenigsten vor Eintritt eines Sterbefalls Kontakte zu Hospizen, Palliativstationen oder Beerdigungsinstituten.

... den anderen an seinen Ort bringen

Früher wie heute ist es den meisten Angehörigen wichtig, für den Toten eine gelungene, feierliche Bestattung auszurichten, um diesem ein gutes Andenken zu setzen. Wenn es gelingt, letzte Wünsche zu erfüllen, wenn jemand auf persönliche, liebevolle und feierliche Weise an seinen letzten Ort geleitet wird, dann ist es für die Weiterlebenden leichter, den anderen gehen zu lassen und gleichzeitig gute Erinnerungsbilder an sein Sterben oder die Beerdigung zu bewahren. Da ist z. B. die Ehefrau, die eine persönliche Grabinschrift meißeln und eine kleine Sitzbank am Grab aufstellen lässt, um auch weiterhin mit ihrem Mann sprechen zu können. Oder die Erinnerung der Tochter an die Seebestattung, die sich der Vater immer wünschte; das Meer und der

Wind machen den Verstorbenen für sie immer wieder lebendig, weil ein Teil der Asche in allem steckt.

... wie es früher war

Ursprünglich lag das Bestatten in den Händen von Tischlern, die zugleich Sargbauer waren, Totenwäschern, Sargkutschern, Totengräbern und Pastoren. Die Verstorbenen wurden zu Hause aufgebahrt; das Sterbezimmer wurde von dauerhaft brennenden Kerzen beleuchtet, Spiegel wurden verhängt, Uhren angehalten und jemand saß bei dem Verstorbenen, um Totenwache zu halten. Dieser wurde festlich gekleidet und im Sarg ausgestellt, so dass alle, die den Toten kannten, vorbeischauen kamen, um ihn ein letztes Mal zu sehen. In einigen Häusern gab es Türen, die nur für das Abholen eines Toten geöffnet wurden, er verließ das Haus nicht durch die Haustür. Es gab anonyme Armengräber vor der Stadt und monumentale Gruften reicher Leute. Der Leichenzug hinter den Sargträgern wurde von der Trauergemeinde, die den Toten zur letzten Ruhestätte begleitete, gebildet. Der Leichenschmaus bildete das gemeinschaftliche Ende.

Bestattung heute

Heute gleicht das Bestattungswesen einem modernen Dienstleistungsbetrieb mit geschultem Personal (3-jährige Ausbildung zum Bestattungswirt) und diversen Aufgabengebieten. Diese umfassen neben der **Bestattungsvorsorge** die umfassende **Beratung und Begleitung im Trauerfall** von der **Überführung**, dem **Herrichten der Leiche** (auch kosmetisch bei verunstalteten Körpern), den **bürokratischen Formalitäten** (Todesanzeige, Grabkauf, Bestattung, Danksagungen) sowie dem **Ausrichten der Trauerfeierlichkeiten** (geistliche oder weltliche Redner mit vorheriger persönlicher Absprache über den Inhalt und Ablauf der Zeremonie, Musik, Blumenschmuck oder Spenden, Kondolenzbuch) bis zum **Leichenschmaus** (Lokalität, Essen).

Allem voran steht jedoch die **Beratung über Bestattungsart und Ort:**

- **Traditionelle Erdbestattung:** Sargart, Grabstein und Inschrift, Auswahl der Grabstelle (welcher Friedhof), Grabgestaltung (Bepflanzung/Grabpflege).
- **Feuerbestattung** (nur durch Willenserklärung des Verstorbenen oder Angehörigen): Der Verstorbene wird eingeäschert. Die Kremationszeit beträgt 1 bis 1½ Stunden, ein unverbrennbarer Schamottstein durchläuft begleitend die Verbrennung, um Verwechslungen auszuschließen. Es bleiben ca. 1,5 kg Asche, die in eine verrottbare Urne gefüllt wird. Auf Wunsch können Angehörige an der Einäscherung teilnehmen. Die Urne kann entweder an einer ausgewählten Grabstelle (Urnenfriedhof) allein oder in einem gemeinschaftlichen Urnengrab(feld) mit Namentafel beigesetzt werden.
- **Seebestattung:** findet nach vorheriger Einäscherung auf Bestattungsschiffen statt. Die Urne wird im Beisein der Angehörigen auf See in dafür vorgesehen Gebieten versenkt. Auf einer Karte werden die Koordinaten der Stelle festgehalten.
- **Aschenausstreuung:** nimmt als Beisetzungsart in Deutschland zu: Die Asche wird nicht mit einer Urne beigesetzt, sondern verstreut. Während es in den europäischen Nachbarländern längst – auch durch Angehörige selbst – praktiziert wird, existieren in Deutschland bisher nur zwei **Aschestreuwiesen** (Rostock, Schwerin), auf denen Friedhofsmitarbeiter sie ausstreuen. Im Freiburgerland gibt es außerdem die **Alp Spielmannda:** im blühenden Alpteil wird die Asche anonym in die Natur und Winde verstreut (geschützte Naturgrabstätte).
- **Friedwald:** die Asche wird unterhalb eines Baumes in der Erde beigesetzt – der Baum schöpft Lebenskraft aus dem Erdreich (der Asche) und ermöglicht somit den natürlichen Kreislauf vom Werden und Sterben. Friedbäume können wie Gräber erworben bzw. zu Lebzeiten gepflanzt oder festgelegt werden; es kann entweder anonym oder mit Namensschild beerdigt werden.
- **Anonyme Bestattung:** keine individuell bezeichnete Grabstätte. Heutzutage gewinnt diese Form zunehmend aus Kostengründen oder da keiner mit der Grabpflege belastet werden soll, an Interesse. Auf Friedhöfen werden z. B. in Form von gefliesten Steinkreisen ästhetisch schöne Grabfelder angelegt, in deren Mitte ein Symbol alle dort beerdigten Namen aufführt.

Palliative Care – Pflegetipp

Für die Angehörigenbetreuung haben einige Hospize/Palliativstationen einen Merkzettel erarbeitet, den man den Betroffenen mit an die Hand geben kann. Dieser listet die wichtigsten nächsten Schritte der Beerdigungsformalitäten als auch Angebote zur Trauerbewältigung auf und dient als Orientierungshilfe.

REFLEXION
- Erarbeiten Sie ein Infoblatt für Angehörige. Was wären wichtige Inhalte?
- Welche Schritte sind für die Beerdigung notwendig aufzulisten?
- Welche Angebote könnten Hinterbliebenen über den Tod hinaus weiterhelfen?
- Welche gängigen Bestattungsformen kennen Sie? Was wird darüber hinaus angeboten? Suchen Sie Informationen dazu!

KAPITEL 9
Die Rolle der Angehörigen in der Sterbebegleitung

9.1	Angehörigenarbeit	90
9.2	Die Situation der Angehörigen	91
9.3	Umgang mit Angehörigen	92

9 Die Rolle der Angehörigen in der Sterbebegleitung

Jeder von uns ist Angehöriger – jeder von uns hat Angehörige.

In der beruflichen Sozialisation Pflegender steht immer der Patient im Zentrum. Moderne Pflege und Medizin sind patientenorientiert. Dabei wird kaum nach dem Befinden der beteiligten Angehörigen gefragt. Oft stören sie, wenn sie am Krankenbett sitzen, oder sie werden hinausgeschickt, um bei pflegerischen Handlungen nicht im Weg zu sein. Sie werden als nervig empfunden, wenn sie sich nach dem Zustand des Patienten erkundigen, wenn sie Schwestern oder Ärzte ansprechen – und aufhalten. Um den Stationsablauf nicht zu stören, sollen sie sich an Besuchszeiten halten. Wie beteiligt Angehörige eigentlich am Krankheitsgeschehen des Patienten sind, wie wichtig ihre persönliche Anteilnahme, die Krankenbesuche, ihre Blumen und Geschenke sind, spiegelt sich sehr wohl im Befinden des Kranken wider. Alles dreht sich um den Patienten. Aber:

Wie geht es den Angehörigen? Wie betroffen sind sie von der Krebsdiagnose? Wie erleichtert, dass die Operation gut verlaufen ist? Was verändert sich in ihrer Welt durch die Erkrankung des Partners, des Kindes oder Opas? Wie lernen sie mit der Krankheit oder dem Tod zu leben?

9.1 Angehörigenarbeit

In der Sterbebegleitung müssen Pflegende, Ärzte und Ehrenamtliche umlernen: Zur Pflege Sterbender gehört immer die **Betreuung, Beratung und Trauerbegleitung der Angehörigen.** Werden sie im Krankenhaus, Heimen oder Praxen kaum wahrgenommen, gelten sie hier als **Patienten II. Ordnung.** Angehörigenarbeit ist Teil der palliativen und Hospiz-Pflege. Die Priorität gehört zwar dem sterbenden Patienten, dennoch gilt es, umzudenken und Handlungen und Haltungen der professionellen Tätigkeit in Bezug auf Angehörige neu zu überprüfen. Zu schnell ist man bereit, Verhaltensweisen Angehöriger abzutun, sie zu bewerten oder zu verurteilen.

Pflegende sollten lernen, die **Reaktionen Angehöriger denen des Patienten gleichzustellen!** Auch der Angehörige ist **mit-erkrankt, mit-leidend und trauert.** Erfahrungen zeigen: Geht es dem Sterbenden gut, ist er schmerzfrei – leidet auch der Angehörige weniger. Quält sich der Sterbende, verzweifelt auch der Angehörige. Die meisten Angehörigen gehen ihren Weg parallel zum Sterbenden: Während der Sterbende den Sterbeprozess (> Kap. 2) durchlebt, durchleidet der Angehörige vergleichbare Trauerphasen (> Kap. 10.2). Beide haben eine gemeinsame Lebenszeit verbracht, beide teilen nun Abschied und Verlustängste. Jeder tut dies auf individuelle Weise, jedes Sterben ist einmalig, jeder trauert auf seine Weise.

In der Sterbebegleitung erleben die Sterbebegleiter alle möglichen emotionalen Dimensionen zwischen den Beteiligten: Streit, Einsamkeit, Unehrlichkeit, Übereifer, Schuld, Liebe, Güte, Verzeihen – sie sehen, wie sich Angehörige oder Sterbende scheinbar unbegreiflich verhalten, wenn z. B. der Begleitende stark wirken möchte oder der Sterbende sich wünscht, der Ehemann würde nach Hause geschickt werden. Kommen Patienten auf Palliativstationen oder ins Hospiz, sehen die Sterbebegleiter nur dieses letzte Stück des gemeinsamen Lebens. Und nur auf diesem Wegabschnitt erlebt man das intensive Miteinander von Sterbenden und Angehörigen. Man weiß nicht, wie nah sich Vater und Sohn im Leben standen, welcher Streit schon jahrelang in der Familie liegt, welche Liebe oder aufgestauten Gefühle das Ehepaar in Zimmer 2 trotz allem verbindet. Es steht den Pflegenden nicht zu, ein Urteil über den Sohn von Herrn D. zu fällen, weil er noch 24 Stunden bei seinem verstorbenen Vater sitzt und sogar im Zimmer übernachtet. Man sollte nicht abfällig darüber denken, weil die Tochter nachts nicht angerufen werden möchte, falls ihre Mutter verstirbt. In Begegnungen mit Angehörigen neigen Pflegende dazu, für den Sterbenden zu stark Partei zu ergreifen und möglicherweise ungewollt den Begleitern Unrecht zu tun.

Man tendiert dazu, in eine fremde Partnerschaft oder Familienverhältnisse hineinzuphantasieren, z. B. wird allgemein Familie als Ort der Zuflucht oder Geborgenheit betrachtet, aber für viele Sterbende und Beteiligte bietet gerade das Hospiz Möglichkeiten, aus diesen Strukturen auszubrechen. Zu Hause oder umgeben von Familien- oder Ehestreitigkeiten ist nicht immer der beste Ort zum Sterben. Angehörigenarbeit erfordert eine professionelle Bereitschaft zur Selbstreflexion. Man ist nie ohne Vorurteile, wenn man sich mit den Beziehungen Sterbender auseinandersetzen muss: Jeder von uns ist Angehöriger – jeder von uns hat Angehörige. Diese Tatsache macht nicht frei, sondern vielmehr betroffen, wenn man sieht, wie Angehörige sich verhalten. Man kann nicht von jedem Angehörigen erwarten, einen Sterbenden gut zu begleiten. Aber man kann als Pflegender professionell Beistand leisten und Hilfestellungen anbieten.

9.2 Die Situation der Angehörigen

Um Angehörigenarbeit verstehen und leisten zu können, ist es notwendig, sich in deren Lebenswelt einzufühlen. Fragen Sie sich einmal, **wer ist alles Angehöriger?** Heute sind Angehörige nicht nur Verwandte, sondern immer die Menschen, die für den Sterbenden von besonderer Bedeutung sind. Entscheidend ist nicht die Art der Beziehung (Ehe, Freundschaft, Geschwister), sondern die Nähe und Intensität der Gefühle, die der Sterbende mit dem anderen teilt. Angehörige können daher als **Vertraute** verstanden werden; das kann für einen Witwer der jahrelange Betreuer sein oder für Singles die Freunde. Nicht immer sind automatisch Partner oder Familie auch Vertraute. Oft entwickeln sich durch die Intensität der Sterbebegleitung enge Beziehungen zu Pflegenden. Manchmal sind diese bessere Weggefährten im Sterben als Angehörige, die mehr mit dem Sterben zu kämpfen haben als der Betroffene selbst. Viele Angehörige können den Sterbenden nicht gehen-lassen, weil sie sich ein Weiterleben ohne diesen Menschen (noch) nicht vorstellen können. Nicht selten brüskieren Sterbende ihre Angehörigen, sind aggressiv oder verletzend, um in Ruhe sterben zu können. Oft versterben sie in dem Moment, wo der Angehörige „gerade" nicht im Zimmer ist. In der Sterbebegleitung ist meistens nicht der Sterbende das Problem, sondern die Angehörigen.

REFLEXION
- Wer zählt normalerweise als Angehöriger? Zählen Sie auf!
- Überdenken Sie, welcher Sterbende welche Angehörigen hat.
- Wer ist Angehöriger, wer ist Vertrauter des Sterbenden?
- Wie nahe stehen Sie als Pflegender dem Sterbenden?
- Kennen Sie Beziehungen zu Sterbenden, die sie als sehr nahe und vertraut erleb(t)en? Überlegen Sie einmal, zu welchen sterbenden Menschen Sie enge Beziehungen haben können – und zu wem nicht?
- Überlegen Sie, ob Sie bemerken, dass Sie zu bestimmten Sterbenden keine zu engen Beziehungen eingehen?
- Weshalb tun Sie das nicht? Wovor schützen Sie sich?
- Wen bezeichnen Sie als ihre Angehörigen – wen als Vertrauten?
- Welche von diesen Menschen möchten Sie im Sterben bei sich haben?

Die neue (Lebens-)Situation

Für die meisten Menschen sind Sterben und Tod kein Thema. Erst durch eine lebensbedrohliche Krankheit, eine tödliche Diagnose oder einen Unfall wird man unerwartet damit konfrontiert. Wer macht sich Gedanken um sein Testament oder Bestattungswünsche? Viele haben noch nie einen Toten gesehen oder berührt. Die Wenigsten haben einen Sterbenden erlebt oder begleitet. Den heutigen Menschen fehlen Alltagserlebnisse aus diesem Bereich. Es gibt keine Erfahrungswerte, auf die man zurückgreifen könnte. Es gibt niemanden, den man danach fragen kann. Angehörige finden sich plötzlich in einer völlig neuen Lebenslage wieder: Vielleicht werden sie ungewollt in die Rolle des **pflegenden Angehörigen** gedrängt oder jemand ist einziger Vertrauter, von dem der Sterbende sich Beistand wünscht. Plötzlich geraten Angehörige nicht nur in die Situation zu pflegen (was sie nie vorher getan haben), sie kommen auch in **Kontakt mit Sterben** und **Tod, Trauer** und **Abschied** von einem nahestehenden Menschen. Sie sollen ihn nicht nur begleiten, sondern auch loslassen können. Dabei werden sie unvermeidlich mit der eigenen Sterblichkeit konfrontiert, mit der Endlichkeit des menschlichen Lebens. Für Angehörige wird der Alltag dadurch zu einer Krise; viele fühlen sich überfordert, verzweifeln und haben ungeahnte Ängste. Viele gehen über die Grenzen ihrer Belast-

barkeit und brechen irgendwann zusammen. Bislang ungeahnte Fragen stellen sich, etwa:
- Habe ich die Kraft das zu leisten? Das durchzustehen?
- Wie soll ich das neben Beruf oder Kindern schaffen?
- Wie werden meine Kinder damit fertig?
- Was kommt danach? Wie soll ich ohne … (meinen Mann, mein Kind) überhaupt weiterleben?
- Wo kann ich Hilfe bekommen?
- Soll ich sie/ihn nach Hause nehmen oder in ein Hospiz geben? Schiebe ich sie/ihn ab?
- Werde ich da sein, wenn sie/er stirbt? Will ich dabei sein?
- Was ist zu regeln nach dem Tod?

Neben der Unsicherheit und der Belastung im Umgang mit Sterben, Trauer und Tod fordern auch eigene Gefühle und Erlebnisse mit dem Sterbenden ihr Tribut. Wie war das Verhältnis zwischen Angehörigen und Sterbenden im Leben? Welche Beziehungsgeflechte bestehen zwischen allen beteiligten Angehörigen? Wo herrschte zu Lebzeiten Liebe oder Hass? Streit oder Frieden? Nähe oder kein Kontakt? Wo beherrschen Schuldgefühle die Sterbebegleitung? Wo geraten Angehörige in eine moralische Verpflichtung, den Sterbenden zu sich nach Hause zu holen? Als Pflegender sterbender Patienten erfährt man nur am Rande etwas von diesen Beziehungen; man erhält lediglich einen Einblick. Pflegende und Sterbebegleiter haben die unterschiedlichsten Begegnungen und Erfahrungen mit Angehörigen. Das Einfühlen in die Welt des Sterbenden als auch des/der begleitenden Vertrauten kann sehr hilfreich sein, um Überreaktionen (betont fröhlich) oder auf den ersten Blick unverständliche Verhaltensweisen (nur informiert werden zu wollen, wenn der Vater verstirbt) begreiflicher zu machen.

REFLEXION
- Versetzen Sie sich selbst einmal in die Rolle des Angehörigen. Stellen Sie sich vor, ein geliebter Mensch liegt im Sterben und Sie sollen ihn begleiten. Gehen Sie die obigen Fragen einmal durch und beantworten sie. Welche Fragen stellen sich Ihnen noch?
- Stellen Sie sich nun vor, Sie sollen einen Menschen begleiten, mit dem Sie sich im Leben nie gut verstanden haben. Nun aber fällt Ihnen die Rolle des pflegenden Angehörigen oder Sterbebegleiters zu? Wie reagieren Sie?

Soziale Veränderungen

Zu der neuen Lebenssituation kommen darüber hinaus ungeahnte soziale Probleme. Sterben und Tod ist nicht allein für Betroffene bedrohlich, sondern auch für die Umwelt. Viele scheuen den Umgang mit Krankheit, Trauer, Hospizen. Folgende Fragen sollen dies verdeutlichen:
- Wer hat sich deshalb von mir/uns zurückgezogen? Wie reagieren die Nachbarn? Weshalb rufen meine Freunde nicht mehr an? Verliere ich langsam den Kontakt zu … (meiner Partnerin, Kindern, Kollegen)? Wer steht mir zur Seite?
- Welche (verdeckten/offenen) Spannungen bestehen zwischen dem Sterbenden und den Begleitern, zwischen den Begleitern untereinander.
- Wie hat sich mein Tagesablauf verändert? Wie regle ich das beruflich? Finanziell?

Allein die Fragen zeigen, wie sehr Angehörige Unterstützung bedürfen. Wie wichtig in der professionellen Sterbebegleitung die Fürsorge um sie ist.

9.3 Umgang mit Angehörigen

Für Pflegende ist der Umgang mit Angehörigen in dieser extremen Lebenssituation nicht immer einfach. Beide müssen einander erst kennen lernen und Vertrauen in diese neue Beziehung einbringen. In diesem Prozess erleben Pflegende immer wieder charakteristische Situationen oder Verhaltensweisen, die Angehörige während der Sterbebegleitung aufweisen. Es ist wichtig, diese als solche zu erkennen und sich bewusst zu machen, dass solche Reaktionen typisch und nicht gegen die geleistete Pflege oder den begleitenden Pflegenden gerichtet sind. Nur dann kann professionell und adäquat auf Angehörige eingegangen werden. Oftmals wirken Fragen oder Vorwürfe wie ein Affront, sind aber letztlich nur Anzeichen für die Hilflosigkeit und Verzweiflung im Umgang mit dieser Krise.

Ängste

„Kann ich meinen Vater jetzt allein lassen?" „Sehen Sie nachher nach meinem Mann? oder „Ich bin Ihnen ja so dankbar, dass meine Mutter bei Ihnen in guten Händen ist", solche Aussagen weisen auf die innere Zerrissenheit, Schuldgefühle, Erleichterung oder Panik hin; Emotionen, die letztlich für Betroffene natürlich sind. Manchmal verbirgt sich dahinter der **Zweifel, ob ich dieser Institution oder diesen Pflegenden auch meinen Sterbenden anvertrauen kann**: *Wem würde ich denn mein Kind anvertrauen? In wessen Hände kann ich meine Frau geben? Wer ist denn dieser Pflegende, dass ich ihm so viel Vertrauen schenken kann?* Auch Begegnungs- und Berührungsängste sind weit verbreitet. Die Begegnung mit dem Tod ist plötzlich so nah gekommen. Der Tod ist im Zimmer und am Sterbenden sicht- und fühlbar. Betreten Angehörige das Zimmer, erwartet sie Sterben und Tod. Angehörige haben Angst, ob sie stark genug sind, den körperlichen Abbauprozess, die qualvollen und unangenehmen Begleitsymptome (Schmerzen, Erbrechen, Geruch offener Geschwüre) oder die Teilnahmslosigkeit des Sterbenden aushalten zu können. Sie fürchten oder wünschen, in der Todesstunde dazusein. Sie wollen einerseits in die Pflege miteingebunden werden und sagen gleichzeitig: „Schwester, das können Sie doch viel besser …" Sie wollen, dass der Schwerkranke endlich wieder isst oder aufsteht – und begreifen nicht, dass es im Sterben kein Gesundwerden mehr geben wird. Viele wissen, dass der Tod Erleichterung für den Sterbenden bedeuten kann und wollen dennoch nicht, dass er stirbt, vermögen nicht loszulassen. Pflegende müssen über Geduld und Einfühlungsvermögen verfügen, um Angehörige an den Sterbenden und den Tod heranzuführen. Oft hilft es, sie ins Zimmer zu begleiten, sie in ein Gespräch, an dem Sterbender und Angehöriger beteiligt sind, zu verwickeln, um Hemmschwellen zu überwinden. Nur mit viel Empathie kann es gelingen, herauszufinden, inwieweit Angehörige überhaupt fähig sind, sich an der Pflege und Begleitung einzubringen. Oft übernehmen Angehörige anfangs Teilbereiche der Pflege (waschen, rasieren), fühlen sich dem aber mit zunehmenden (unangenehmen) Symptomen (Anus praeter-Wechsel/Geruch, Erbrochenes) nicht mehr gewachsen oder mit dem beginnenden Sterben überfordert.

Nähe und Kontakt

Für Angehörige bringt die Sterbebegleitung eine ungewollte oder überraschende Nähe mit sich. Manche hatten im Leben wenig Kontakt oder Streit und finden durch die Nähe des Todes doch wieder zueinander. Andere hatten ein gutes Verhältnis und doch ziehen sie sich im Sterben zurück; können den Verlust nicht ertragen und wollen den Lebenden, nicht den Sterbenden, in Erinnerung halten. Sterben ist in der Begegnung zweier Menschen immer einmalig – und besitzt die Kraft, Menschen wieder zusammenzuführen. Nicht selten nehmen Sterbende alle Lebenskräfte zusammen, bis sie einen bestimmten Menschen noch einmal sehen oder verzeihen können. Angehörige, die weiter entfernt wohnen, mobilisieren alles Menschenmögliche, um noch vor dem Tod dazusein. Pflegende erleben in der Sterbe- und Angehörigenbegleitung viele schicksalhafte Momente: Da ist die Tochter, die untröstlich ist, „nicht mehr rechtzeitig" gekommen zu sein; Ehepaare, die eigentlich geschieden sind, begleiten einander wieder; Kinder kommen oder kommen nicht …, manche kommen aus Liebe, andere aus Schuldgefühlen. Einige kommen mit der Sehnsucht, das, was sie im Leben nicht hatten, sich vielleicht im Sterben doch noch ergeben könnte – andere haben vom Sterbenden im Leben so viel bekommen, dass sie alles für ein würdiges Sterben tun möchten. Pflegende übernehmen meist eine Pufferfunktion zwischen (allen beteiligten) Angehörigen und Sterbenden: sie vermitteln, beruhigen, schlichten, trösten, ermutigen. Manchmal sind Angehörige brüskiert, wenn Pflegende sich vor den Sterbenden stellen und vor zuviel Besuch schützen; wenn sie aufgefordert werden, nach Hause zu gehen oder zu pausieren.

Überaktivität und Hilflosigkeit

Die meisten Angehörigen schwanken zwischen Überaktivität und Hilflosigkeit. Viele kümmern sich so sehr um den Sterbenden, dass sie sich selbst dabei vergessen und an die Grenzen ihrer Belastbarkeit geraten. Typisch ist das Zusammenreißen: dem Sterbenden nicht zeigen, dass man um ihn weint, dass man es nicht fassen kann, wie rasch und unaufhaltsam die Krankheit voranschreitet, dass

man das „Gekotze" nicht mehr ertragen kann, dass man das dauernde Schlafbedürfnis als Desinteresse empfindet, dass man nicht begreift, dass er „nicht mehr essen will"; dass er verletzt mit seiner Aggressivität, dass man oft denkt „das ist nicht mehr mein/e Frau/Mann." Dieser enge, wahrscheinlich letzte Kontakt in den Wochen, Tagen und Stunden bis zum Tod weckt nicht nur Erinnerungen aus dem gemeinsamen Leben, sondern setzt auch vielfältige Gefühle und Gedanken frei. Das offenbart sich einerseits in Überaktivität oder übertriebener Sorge: Die Angehörigen (be)drängen den Sterbenden oder Pflegende damit, dass er endlich wieder essen soll, dass er Infusionen bekommt, dass man stündlich lagert. Andererseits fühlen sie sich hilflos und verzweifeln, weil sie nichts mehr tun können: **Das Schwierigste ist, sich nicht mehr nützlich machen zu können.** Von dem Lebensmuster „etwas (dagegen) tun zu müssen" sind Menschen ihr Leben lang geprägt. Man lernt von Kindheit an: etwas gegen die schlechten Zensuren zu tun, etwas gegen die Krankheit zu tun … und selten lernt man, Dinge anzunehmen oder zuzulassen. Etwas auszuhalten. Nur wenn man durch Lebensumstände dazu „gezwungen wurde", ist man unwillkürlich in diese Haltung geraten. Für Angehörige Sterbender braucht es seine Zeit, bis sie erkennen: **Ich kann nichts mehr tun – aber ich bin einfach da.** Ich bleibe bei meinem Mann. Ich bin in seiner Nähe. Ich halte mit ihm aus. Es ist ein Prozess, bis Angehörige sich (zu)trauen, einfach nur zu begleiten: Am Bett zu sitzen, mit dem Sterbenden zu reden oder schweigen, zu beten oder vorzulesen. Einfach da zu sein, sogar Zeitung lesen „zu dürfen", einen Kaffee zu trinken, vielleicht die Arbeit mitzunehmen und z. B. die Schulhefte zu korrigieren. **„Angehörige können lernen, dass sie nichts mehr tun müssen und trotzdem da sein dürfen."**
(Herz, A., in: Mabuse 140/ 11/12 2002)

Ersatzhandlungen anbieten

Es ist wichtig, Angehörigen für ihre Hilflosigkeit oder Überaktivität Alternativen aufzuzeigen. Während der Pflege können sie gezielt mit eingebunden werden, indem sie leichtere Aufgaben „übernehmen":

- Kopfkissen aufschütteln oder richten.
- Haare kämmen, Gesichtspflege, Rasur, Brille putzen.
- Berühren: Mit angenehmen Ölen massieren (Rosenöl), Hand halten oder streicheln.
- Mundpflege: den Mund befeuchten, zu trinken geben, Lippenpflegestift.
- Statt aktiv etwas zu tun, lieber miteinander sprechen, erzählen, vorlesen, Musik hören.
- Essen anreichen, ohne zu drängen.

REFLEXION
Welche Angebote machen Sie Angehörigen? Was hat sich bewährt? Wie kann man Angehörigen dabei helfen, vom Tun ins Sein zu kommen?

Angebote

Ziel ist es, Sterbende und Angehörige dabei zu unterstützen, trotz fortschreitender Krankheit und des zu erwartenden Todes normaler und alltäglicher mit dem Sterben umgehen und leben zu lernen. Es soll ihnen ermöglicht werden, sich in der gemeinsam verbleibenden Zeit auf das Sterben vorzubereiten und letztendlich darauf einlassen zu können. Das Aufgabengebiet der Angehörigenbetreuung ist umfassend, vom beratenden Erstgespräch (z. B. den geeigneten Sterbeort zu finden), der professionell palliativen Pflege, der Begleitung in den Sterbestunden, der Fürsorge um den Verstorbenen (Leichnam herrichten/Hilfe mit der Bestattung) bis zu über den Tod hinaus begleitende Trauerangebote (➤ Kap. 10).
Beispiele für Angehörigenarbeit:
- 24 Stunden Ansprechpartner/telefonische Erreichbarkeit Tag und Nacht
- Aufklärung/Durchführung professioneller Schmerz- und Symptomkontrolle; palliative Care
- Beistand/Entlastung bei der Sterbebegleitung, Ehrenamtliche/Sitzwache
- Psychologische Gesprächsführung sowie spirituelle Begleitung
- Raum und Zeit für (längeren) Abschied (Aufbahrung/Raum der Stille)
- Hilfe bei sozialen Belangen; Bestatter finden, Kontakt mit Krankenkassen herstellen, Pflegestufe beantragen

Je nachdem, wo der Sterbende betreut wird, werden Angehörige entsprechend integriert. Beispielsweise werden sie im Hospiz gastfreundlich aufgenommen und mitversorgt, können beim Sterbenden oder im Gastzimmer übernachten, werden mit verköstigt, haben Zeit zum Ankommen und Einrichten im neuen Lebensraum, bei der Mitgestaltung des Zimmers, haben freie Besuchszeiten, werden bewusst in den Tagesablauf integriert.

REFLEXION
- Welche Angebote haben Sie für Angehörige? Wie integrieren Sie?
- Wie unterscheidet sich Angehörigenarbeit im ambulanten und stationären Bereich?

Erfahrungsbilder

Letztendlich hat Palliativ- und Hospizpflege auch einen gesellschaftlichen Auftrag: Sterben ist Teil des menschlichen Lebens; Sterben und Tod gehören ebenso dazu, wie Geburt oder Krankheit. Wenn heute Alltagserfahrungen fehlen, weil man kaum noch mit dem Tod in Berührung kommt – oder erst dann mit ihm konfrontiert werden, wenn es soweit ist, gehört es zur Aufgabe der Sterbebegleitung, gute Erfahrungswerte oder Erinnerungsbilder zu schaffen und sie Angehörigen zu vermitteln. Die negativen Vorstellungen und Befürchtungen können relativiert und zu neuen, guten Erfahrungen werden. Viele Angehörige sind positiv überrascht, wie schön, erleichternd und würdevoll heutige Sterbebegleitung aussehen kann und sind im Nachhinein dankbar für die gemeinsame letzte Zeit, die sie zusammen mit dem Sterbenden gegangen sind. Viele sind bewegt und erstaunt über die Gestaltungsmöglichkeiten, die Sterben offenbart (ungeahnte Nähe, Hoffnungsschimmer, Bestattungsmöglichkeiten, letzte Wünsche). Manche vermissen den täglichen Gang zum Hospiz, den Austausch mit den Pflegenden, die Möglichkeit, alles ansprechen zu können, die Ängste und Sorgen teilen zu dürfen – die Natürlichkeit, mit der dem Ende dort begegnet wird.

KAPITEL 10
Trauer – Leben mit Verlust und Abschied

10.1	Trauer und ihre Auswirkungen	98
10.2	Der Trauerprozess	99
10.3	Die Trauernden	101
10.4	Trauer begleiten	103

10 Trauer – Leben mit Verlust und Abschied

Trauern ist der beste Trost.

Trauer bewegt den Menschen nicht erst, wenn jemand verstorben ist. Trauer als schmerzvolle Reaktion auf einen Verlust oder Abschied begegnet ihm ein Leben lang. Jemand trauert, wenn er eine Freundschaft/Partnerschaft verliert, die Eltern sich scheiden lassen, wenn Freunde wegziehen, wenn er die Arbeit/Kollegen verliert, er umziehen muss, der Hund stirbt. Dabei durchlebt man verschiedene Phasen von Schock, Wut, Schmerz, Weinen bis hin zur Annahme – dem leben Lernen mit dem Verlust. Jeder erlebt dabei auf individuelle Weise Abschied und versucht, diesen zu bewältigen. Der eine kommt schnell darüber hinweg, der andere trauert dem Verlorenen noch lange nach. Trauern hat seine eigene Zeit.

REFLEXION
Denken Sie an eine Zeit zurück, in der Sie um etwas oder jemanden getrauert haben.
- Was haben Sie betrauert?
- Welchen Abschied haben Sie noch gut in Erinnerung?
- Welche „Gefühlspalette" haben Sie dabei durchlebt?
- Was haben Sie bei sich gedacht?
Füllen Sie Tabelle 10.1 entsprechend aus!

REFLEXION
Wenn Sie sich gut an Ihr Trauer- oder Verlusterlebnis erinnern konnten, die Gefühle und Gedanken in sich wachgerufen haben – dann beantworten Sie nun folgende Fragen für sich:
- Was hat Ihnen in Ihrer Trauer geholfen?
- Was/wer hat Ihnen gut getan, z. B. Musik/welche/warum, Personen/bestimmtes Verhalten, Beistand/Rückzug, Stille, Glaube, Ablenkung, Bücher, Schreiben, Natur, Gesprächstherapie, Therapeut, anderes?
- Welche Situationen/Verhaltensweisen/Personen haben Sie dabei verletzt?
- Was genau hat Sie dabei gekränkt/beleidigt/vor den Kopf gestoßen (z. B. Phrasen wie, „das wird schon wieder")?

10.1 Trauer und ihre Auswirkungen

Trauer versucht jeder Mensch auf seine individuelle Weise zu bewältigen. Sie braucht Ausdruck, muss in Bewegung bleiben und muss gelebt werden, um überwunden werden zu können. Denn **Trauer** ist eigentlich eine normale **gesunde Reaktion auf einen Verlust,** der Auswirkungen auf unser ganzes Leben hat. Man spürt dabei seelischen Schmerz ebenso wie körperlichen, zweifelt an seinem Verstand, erfährt soziale und spirituelle Veränderungen, wie etwa den Rückzug von Mitmenschen oder das Hadern mit Gott. Der schwere Weg durch die Trauer dient als Heilungsprozess, um mit dem Verlust (wieder) leben zu lernen.

Trauerauswirkungen

Trauer kann körperliche, seelische, verstandesbezogene, spirituelle und soziale Auswirkungen haben.

Pathologische Trauer

Wenn Trauer nicht gelebt, sondern **verdrängt wird,** wenn man seinen Schmerz nur mit sich selbst abmacht oder im Alltag und Beruf nicht funktioniert wie immer – **macht sie krank (pathologische Trauer).** Chronische und psychische Erkrankungen sind die Folge. Daneben gibt es von vornherein zu erwartende **kritische Trauerverläufe,** wie bei:
- unerwartetem, plötzlichem Tod (ohne Grund, durch Unfall),
- gesellschaftlich unwürdigen Todesformen (Abtreibung, Suizid),
- nicht fassbarem/begreifbarem Tod (Verschollen, Naturkatastrophenopfer, Krieg),
- traumatischen Verlusterlebnissen (Mutter bei Unfall verloren, man selbst überlebt) oder

Tab. 10.1 Die Gefühlspalette bei Trauer (Beispiele)

Unangenehme Gefühle (Belastung)	Gute Gefühle (Entlastung)	Worum haben Sie dabei genau getrauert? Was macht es so schmerzhaft?	Welche Gedanken haben Sie beschäftigt?
Depressiv, Leere	Wut, Dankbarkeit	Verlorene Jahre/im Streit getrennt	Warum muss das sein? Hadern mit Gott

Tab. 10.2 Auswirkungen der Trauer

Trauerauswirkungen finden sich auf allen Ebenen				
Körper	Seele	Verstand	Spirituell	Sozial
Kopfschmerz Herzklopfen Appetitlosigkeit Übelkeit Magendarmbeschwerden Kloß im Hals Beklemmung Müdigkeit/Schlafstörungen	Leere, Sinnlosigkeit abgestumpft, versteinert/wie tot Traurigkeit, Wut Ängste Verzweiflung Überforderung Erleichterung, Scham Wunsch, auch zu sterben	Gedanken drehen sich nur um Verstorbenen Suchen, rufen nach dem Verstorbenen In Tagträume und Phantasien mit dem Toten flüchten Angst, verrückt zu werden	Ab- oder Hinwendung zu Gott Glaubenskrise Halt/Trost in Ritualen suchen und finden In religiösen Texten nach Antwort suchen Den Verstorbenen sehen oder wahrnehmen	Kontakte brechen ab Andere ziehen sich zurück/werden gemieden Den Alltag nicht bewältigen Sich nicht mitteilen

- wenn erst kürzlich jemand oder mehrere geliebte Menschen hintereinander verstorben sind.

Nicht selten wird Trauer mit Hilfe von Alkohol, Medikamenten oder Süchten (Fresssucht/Drogen) zu bewältigen versucht. Bei kritischem Trauerverhalten ist professionelle therapeutische oder medizinische Hilfe zur Trauerbewältigung notwendig!

10.2 Der Trauerprozess

Es gibt nicht *den* Trauerweg, keinen schnellen, richtigen oder falschen, es gibt nur den *individuellen* Trauerprozess. Auch wenn Phasen und Emotionen auftreten, die viele trauernde Menschen ähnlich durchleben, so bleibt ein Verlust doch einzigartig für einen Menschen, ein Schmerz nicht vergleichbar mit einem anderen. Es gibt keinen bestimmbaren Anfang – und dann kann die Trauer plötzlich bewältigt sein. Manchmal bleibt lebenslang eine Resttrauer bestehen, aber Trauer verändert sich: Es gibt Tage, an denen man weniger an den Verstorbenen denkt, an denen man sich über etwas freut, wieder lacht, an denen man spürt, dass das Leben auch ohne den anderen weitergehen kann … aber Trauer dauert lange und braucht seine Zeit. Erfordert Geduld mit sich und anderen. Betroffene fragen immer wieder: „Wie lange dauert Trauer?" Die beste Antwort zeigt sich in der Gegenfrage „Wie hoch ist oben?" *(Konzept Trauerausbildung, Katharinen Hospiz Flensburg)*

Die Trauerphasen

Um den Trauerprozess zu bewältigen, kann man die unterschiedlichsten Phasen durchmachen und dabei Emotionen, Gedanken und Strategien entwickeln, durchleben und durchleiden. Der Verlauf, die Dauer und die Art, wie ein Mensch mit Trauer umgeht, bleibt aber immer individuell.

Schock/Emotionslosigkeit

Man lässt die fürchterliche Wahrheit nicht an sich heran, kann/will es nicht fassen. Dies sind Schutzmechanismen, um erst einmal weiterzuleben und weiter zu funktionieren. Die Realität erreicht den Trauernden nicht wirklich und gleicht einem schlechten Traum. Man begreift nicht, was geschehen ist. Der Mensch/die Seele braucht Zeit, um sich der Realität langsam anzunähern, sich ihr schließlich zu stellen. Angehörige wirken, als ob sie eine Maske tragen, wirken zusammengerissen, stürzen sich in Aktivität, was z. B. die anfallende Organisation der Bestattung betrifft, flüchten in Arbeitswut.

Den Schmerz zulassen/Emotionen brechen auf

Der Schock lässt nach, die Gefühle brechen auf, auch negative Gefühle wie Wut, Hass, Scham, Traurigkeit, Weinen, Jammern und Verzweiflung, man fühlt namenlosen Schmerz. Wichtig ist, dass Gefühle und Gedanken ausgesprochen werden, dass man darüber redet – oder weint, dass die Trauer erlebt und nicht verdrängt oder geleugnet wird. Es ist heilsam, in den Schmerz zu gehen, ihn zuzulassen. Dabei trauert jeder anders, einer laut und gemeinsam mit andern – der andere ist still und weint in sich hinein.

!Wichtig: Es geht nicht darum, den Schmerz *aufzulösen,* sondern ihn *auszulösen* und anzunehmen.

Suchen – Trennen – Fragen

Diese Phase gilt als die längste. Immer wieder stellen sich dieselben Fragen: Warum? Warum jetzt? Wie soll es weitergehen? Ohne den anderen? Viele suchen nach dem Verstorbenen: Wo ist mein Mann jetzt? Wie geht es ihm? Warum bin ich zurückgeblieben? Häufige Äußerungen sind: „In mir ist alles tot, ein Teil von mir ist mitgestorben." Oft wird der Wunsch geäußert, auch sterben zu wollen. Suizidgedanken, kaum Lebenswillen, das Gefühl der Sinnlosigkeit ohne den anderen, Unklarheit über das Weiterleben sind häufige Erscheinung in dieser Phase.

Neuen Bezug zu sich selbst/zur Welt/ zum Verstorbenen entwickeln

Der Hinterbliebene (Witwe/Waise) ist auf sich selbst zurückgeworfen: Was/wer bin ich ohne den anderen? Ohne unser Haus? Ohne meine Eltern? Was will ich eigentlich noch (vom Leben)? Was wollte ich schon immer? Neues wird gewagt. Der Trauernde sucht seinen Bezug zu allem. Wichtige Schritte ins Leben zurück: der Verstorbene wird **ins aktuelle Dasein integriert,** d. h. er wird weder vergessen noch ausgegrenzt, erhält (s)einen **neuen Platz im (Weiter)Leben.** Der Trauernde versucht aktiv zu werden, z. B. indem er Rituale entwickelt, wie regelmäßig zum Grab geht, es mit Blumen gestaltet, sich bewusst Zeit nimmt, um an den Toten zu denken und mit ihm zu reden, besucht eine Trauergruppe. Trauernde haben langsam das Gefühl, etwas Schweres überstanden zu haben, Trauerarbeit geleistet zu haben, indem sie den enormen Schmerz zugelassen haben und den Verlust annehmen lernen.

> **REFLEXION**
> Diskutieren Sie die Trauerphasen!

Gesellschaftliche Aspekte von Trauer

Trauer hat im öffentlichen Leben kaum noch Platz. Sie wird heute entweder in die Hände von Profis (Trauerbegleitung in Hospizen/Bestattungsinstitute) gelegt oder ist etwas sehr Privates – man nimmt in aller Stille, im engsten Kreis Abschied, wie es in Traueranzeigen heißt. Je mehr eine Gesellschaft den Tod ausgrenzt, umso schlechter kann sie mit ihm umgehen. Tod ist un-fassbar geworden, vielleicht weil man kaum noch Berührung mit ihm eingeht: Wer wäscht oder kleidet noch einen Toten? Wer hat überhaupt schon einen Leichnam gesehen? (➤ Kap. 9) Wo finden Trauernde ein offenes Ohr? Wie viel Trauerzeit wird jemandem zugestanden? Viele meinen, die Zeit bis zur Beerdigung sei die schlimmste, viele erfahren bis dahin durchaus Unterstützung – aber danach? Man soll möglichst bald wieder funktionieren, arbeiten, lachen ..., dabei beginnt erst dann die schwere, lange Trauer, wenn man mit sich und dem Schmerz allein ist, wenn man durch nichts Organisatorisches mehr abgelenkt und der Leere ausgesetzt ist, während andere wieder in ihren Alltag zurückkehren. Tod und Trauer bringen soziale Aspekte wie Rückzug, Vereinsamung, Meiden von Kontakten durch Betroffene oder die Umwelt mit sich **(sozialer Tod).** Hilflosigkeit, Unsicherheit und Überforderung mit der Situation finden sich auf beiden Seiten. Krankheit und Tod sind im Gegensatz zu Geburt oder Hochzeit Ereignisse mit Berührungsängsten.

> **REFLEXION**
> - Was ist leichter, eine Karte zur Geburt oder einen Kondolenzbrief zu schreiben?
> - Wie nehmen Sie den Umgang/die Begegnung mit Trauernden wahr?
> - Wer traut sich ins Hospiz? Ins Sterbezimmer?
> - Wie verhalten sich Angehörige gegenüber Außenstehenden, zeigen sie ihre Tränen?
> - Erinnern Sie sich aus Ihrem privaten Umfeld daran, wie mit dem Tod umgegangen wurde? Wurde mit den Hinterbliebenen Kontakt aufgebaut/gemieden?

Trauer beinhaltet immer einen gesellschaftlichen und solidarischen Aspekt, der nicht einfach mit dem Tod endet. Trauer ist mehr als ein persönlicher Verlust, denn im Leben war der Verstorbene Teil eines sozialen Netzes: Nachbar, Kollege, jemand, mit dem man etwas geteilt hat (z. B. Gespräche, Urlaub, Hobbys). Auch andere möchten teilnehmen am Abschied oder trauern ebenfalls. Trauernde müss(t)en den Trauerweg nicht allein bewältigen, *eigentlich* sind andere da, um Unterstützung anzubieten (z. B. Nachbarschaftshilfe). Viele haben bereits eigene Trauer erlebt und verfügen über nützliche Erfahrungen. Einige entschließen sie sich aufgrund dessen, ehrenamtlich im Hospiz mitzuarbeiten, gründen ein Trauer-Café, helfen im Haushalt, begleiten zum Grab. Nicht nur die Hospizbewegung setzt sich für eine neue **Trauerkultur** ein, indem sie z. B. Trauerbegleitung und -gruppen anbietet. Beerdigungsinstitute geben Hilfestellungen, wie etwa die Trauerberatung. Auch Kirchen und Friedhöfe sind zunehmend offen für Neues wie Friedwälder, bunte Grabgestaltung, Mitgestalten des Trauergottesdienstes, persönliche Sargträger (Freunde). Auch Trauerrituale sollten zunehmend mehr genutzt werden, da sie Halt und Regelmäßigkeit schenken, etwa den Gang zum Grab, den Schutz der Trauerzeit, Feiertage.

> **REFLEXION**
> Diskutieren Sie den Begriff „Trauerkultur"!
> - Wie trauert man in Deutschland? Wie in anderen Kulturen?
> - Welche Trauerrituale – alte und neue – kennen Sie?
> - Wie würden Sie reagieren, wenn jemand Sie darum bittet den Sarg eines vertrauten Verstorbenen, z. B. eines Freundes, mit zu Grabe zu tragen?
> - Könnten Sie sich vorstellen, eine Trauerrede zu halten?
> - Welche Erfahrungen haben Sie mit dem Leichenschmaus gemacht?
> - Besuchen Sie einen Friedhof. Wie sehen die Gräber aus? Entdecken Sie Neues?
> - Kennen Sie Orte für Tot- oder Fehlgeburten?
> - Wie wird mit Suizid umgegangen (gesellschaftlich, kirchlich)?

10.3 Die Trauernden

Trauer betrifft nicht allein die Hinterbliebenen, letztlich berührt sie alle am Sterbeprozess Involvierten: den Sterbenden, alle beteiligten, beistehenden oder pflegenden Angehörigen (vor und nach dem Tode), die sterbebegleitenden Pflegenden. Sterbebegleitung heißt immer auch Trauerbegleitung! **Trauer bewegt nicht nur die engsten Angehörigen! Und Trauer beginnt nicht erst nach dem Tode.**

Der Sterbende als Trauernder

Vielen ist nicht bewusst, dass vor allem der Sterbende selbst ein Trauernder ist, dass Sterben zugleich ein Trauer- und Abschiedsprozess ist. Der Sterbende trauert um sein Leben, dass er unwiederbringlich verlieren wird. Jeden Tag erlebt er, wie seine Kräfte nachlassen, wie die Krankheit voranschreitet, man sich körperlich verändert, wie Pflegebedürftigkeit und Abhängigkeit von anderen unaufhaltsam zunimmt. Die Trauer umfasst vor allem auch die Autonomie und Selbstbestimmung, die verloren gehen. Die Angst, zur Last zu fallen und seine Würde zu verlieren: *Wer bin ich noch, wenn plötzlich alles an Bedeutung verliert? Mein Geld, mein Aussehen, meine berufliche Karriere, mein Auto, meine Kleidung? Was bin ich dann noch wert? Einfach nur als Mensch? Wer liebt, schätzt mich um meiner selbst willen? Jenseits der Frage „was ich bringe" oder besitze?*

Der Sterbende verliert seine Rollen, die er im Leben innehatte, z. B. als Mutter, Tochter, Kind, und spürt, dass sie z. B. als Mutter nicht mehr da sein kann. Dass man als Partnerin nicht mehr attraktiv ist (wenn Krebs entstellt). Schämt sich dafür, nichts mehr leisten zu können, büßt die Berufsrolle ein, vermisst Kollegen. Der Sterbende leistet enorme Trauerarbeit, indem er auf vielen Ebenen Abschied nehmen muss. Er trauert um all das, was er jetzt verliert, wie Arbeit, Partner, Kinder, Freunde, Hobbys, das Zuhause. Getrauert wird auch um Erlebtes, das Schöne im Leben oder aber um Ungelebtes, wie Lebensträume („Ich wollte immer …"). Der Sterbende malt sich eine Zukunft aus, die *ohne* ihn stattfinden wird! *Wie wird es sein ohne mich? Bin ich entbehr-*

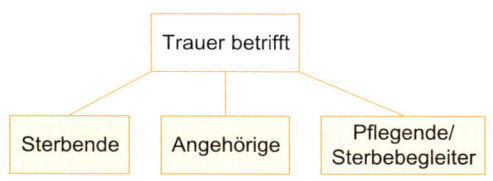

Abb. 10.1 Die Trauernden

lich? Hinterlasse ich Spuren? Wer trauert um mich, vermisst mich? Sterbephasen (> Kap. 2.1) ähneln Trauerphasen. Alle aufkommenden Gefühle und Gedanken entspringen letztlich dieser Trauer.

> **Palliative Care – Pflegetipp**
>
> **Hinweis für Begleiter:** Es ist wichtig, die aufkeimenden Emotionen, wie Wut oder Trauer, nicht abzutun oder zu bagatellisieren, sondern sie zuzulassen, anzuerkennen oder auszuhalten. Es gilt, den Sterbenden in seinem Auseinandersetzungsprozess zu begleiten, nicht darum ihn z. B. durch Medikamente zu beruhigen.

Auch für den Sterbenden ist es wichtig, innerlich in Bewegung zu bleiben, um Trauer, Verlust oder Abschied auszudrücken. Zeitweilig wechselt die Auseinandersetzung mit Phasen der Verdrängung und des Leugnens. Manchmal ist soviel Trauer nicht auszuhalten, dann brauchen Kranke Ruhe und Erholung durch viel Schlaf oder Ablenkung durch Besuch oder Alltäglichkeiten. Und wollen nicht an Tod erinnert werden.

> **REFLEXION**
> Am Kapitelbeginn findet sich der Satz „Trauern ist der beste Trost" – Was ist damit gemeint?

Die Hinterbliebenen

Ohne es zu ahnen, trauern Sterbende und Angehörige oftmals gleichzeitig. Jeder geht dabei seinen Weg, erlebt seinen Schmerz auf eigene Weise. Meist ist der Sterbende ein Stück voraus, kann z. B. den kommenden Tod annehmen (Akzeptanz), während der Angehörige davon noch immer nichts wissen will (Schock, Leugnung). Angehörige trauern um das gemeinsame Leben, die mit dem anderen verbundenen Erlebnisse, darum, dass jetzt die gemeinsame Lebensgeschichte unwiderruflich endet. Auch über den Krankheitsverlauf und deren Auswirkungen (körperliches Leiden, Entstellung, Wesensveränderung) wird geklagt, viele begreifen bis zuletzt nicht, dass es diesmal kein Gesundwerden mehr gibt, sondern nur das Sterben. Angehörige haben Angst, ohne den anderen zu sein, zu überleben, die Leere zu spüren. Leider zeigt die Praxis der Sterbe- und Angehörigenbegleitung, dass dabei jeder allein für sich trauert und sich die Beteiligten – obwohl es so wichtig wäre – nicht ehrlich ihre Trauer umeinander mitteilen: Der Sterbende vertraut sich Pflegenden an, wenn er sich mit ihnen allein weiß. Die Angehörigen weinen sich im Wohnzimmer oder vor der Tür – bei den Pflegenden oder Ehrenamtlichen – aus. Nicht immer ist die Pufferfunktion der Pflegenden dabei leicht, nicht immer gelingt es, zu vermitteln, oft ist es gar nicht gewünscht. Viele Angehörige versuchen, sich auf die „Zeit danach" vorzubereiten, sich darauf einzustellen, wenn der andere nicht mehr da ist. Trotzdem sind sie über jeden Tag froh, den der andere noch am Leben ist! Sie fühlen sich hin- und hergerissen, dass das Leiden endlich ein Ende haben sollte, können den anderen aber nicht gehen lassen; lieber ihn noch berühren können, atmen hören, als dass da nichts mehr ist. Das Üben für den Ernstfall gelingt nicht wirklich, denn es ist etwas entschieden anderes, sich „nur" vorzustellen, dass der andere nicht mehr da ist, als die wahrhaftige, endgültige Leere tatsächlich zu erleben: das leere Bett, das fehlende Gedeck, der Lieblingssessel. Vielen fehlt dann auch der tägliche Weg zum Hospiz oder das Warten auf den ambulanten Pflegedienst, die offenen Ansprechpartner für die schwere Zeit der Krankheit.

Pflegende als Trauernde

Pflegende als Trauernde werden meist vergessen. Dabei sind sie es, oft die letzte intensive Zeit mit dem Sterbenden und den Angehörigen erleben und begleiten. **Wie geht es Pflegenden,** wenn diese intensive Zeit plötzlich zu Ende geht? Wenn diese besondere Beziehung abrupt endet? Nicht nur der Patient ist plötzlich einfach „weg", nicht mehr in dem vertrauten Zimmer. Auch die betreuten Angehörigen kommen nun nicht mehr. Und plötzlich wird man nicht mehr gebraucht.

> **REFLEXION**
> Wie geht es Ihnen damit? Was vermissen Sie? Wie ist es, wenn bereits am folgendem Tag das Zimmer von Frau L. mit jemand Neuen belegt ist?

Oft steht dem hohen Ideal des Hospizgedankens (Leben bis zuletzt, Linderung, gutes Sterben) keine leichte Realität gegenüber: Hospize werden künftig größer sein (16 statt 8 Betten), auch hier zählt die rasche Bettenbelegung. Der hohe Pflege- und Betreuungsaufwand lässt die eigentliche Sterbebegleitung, das am Bett sitzen können, das Handhalten oftmals zu kurz kommen. Oft haben Ehrenamtliche mehr Zeit dafür als Pflegende.

> **REFLEXION**
> Beneiden Sie manchmal Ehrenamtliche darum? Eigentlich wäre gerade das doch Ihre Aufgabe?

Linderung durch Schmerzeinstellung dauert seine Zeit, nicht immer bekommt man Schmerzen in den Griff.

> **REFLEXION**
> Wie fühlen Sie sich, wenn „die Versprechen des Hospizes" gegenüber dem Sterbenden nicht erfüllt werden konnten? Fühlen Sie sich manchmal an eigene Sterbeerlebnisse erinnert (wenn z. B. Frau L. der eigenen Oma ähnelt? Wie geht es Ihnen damit? Wie gestalten Sie professionelle Nähe und schützende Distanz?

Pflegende aus der Sterbebegleitung berichten über einen gewissen Verlust an Leichtigkeit oder Lebensnaivität. Beklagen einerseits, dass sie durch diese Arbeit das Leben nicht mehr für so selbstverständlich nehmen, dass man andererseits aber intensiver lebt. Neben Schuldgefühlen, wenn gutes Sterben nicht immer gelingt, erzählen sie auch von gewissen Skrupeln, z. B. wenn man ins Freie geht und der Sterbende darüber traurig ist, weil man ihn nun allein lässt, dass man sich seiner vollen Haare beinahe schämt, wenn einem dauernd die Glatzen chemotherapierter Patienten gegenüberstehen, dass man aus dem Urlaub erholt zurückkehrt, der andere sich aber nie mehr erholen wird.
(Müller, M: Dem Sterben Leben geben. 2006)

Es ist wichtig zu lernen, sich nicht aus ungesunder Solidarität die eigene Lebensfreude zu versagen. Sich möglichst frühzeitig – und nicht erst, wenn man bereits im Burnout (➤ Kap. 11.2) steckt – einen Ausgleich im privaten oder anderweitigen Aufgabenbereich zu suchen. Darüber hinaus ist es unabdingbar für Pflegende der Sterbebegleitung, Ventile zur Entlastung und zum Austausch zu schaffen (Begleitung der Begleiter).

> **REFLEXION**
> Kennen Sie solche Schuld- oder Schamgefühle gegenüber Sterbenden? Kennen Sie solchen Verlust von Lebensleichtigkeit? Haben Sie das Gefühl intensiver leben „zu müssen"? Wo lassen Sie Ihre „berufsbedingte" Trauer? Beweinen Sie manche Patienten?

10.4 Trauer begleiten

Die meisten Menschen finden ihren Weg für die Bewältigung der Trauer (60%) oder haben Unterstützung durch Freunde/Bekannte. Nur 30% wünschen sich Begleitung, wobei es immer noch vielen schwer fällt, zuzugeben, dass sie Hilfe benötigen. Nicht wenige warten eher auf Hilfe, als dass sie danach fragen. 10% suchen professionelle Hilfe zur Trauerbewältigung *(Hospizzeitschrift Nr. 3/2000)*. Trauerbegleiter können einerseits ehemals selbst Betroffene sein, die sich dadurch auszeichnen, den Schmerz zu kennen und das lange Auf und Ab des Trauerwegs selbst erlebt zu haben. Sie können ohne viel Worte empathisch begleiten und die Erfahrungen teilen. Professionellen Trauerbeistand findet man entweder in ausgebildeten Trauerbegleitern oder Pflegefachkräften, bei Seelsorgern oder Therapeuten.

Angebote für Trauernde

Palliativstationen, Hospize und Hospizinitiativen verfügen immer über Trauerangebote, etwa durch Trauergruppen, Trauer-Cafés, hilfreiche Literatur oder die ständige Gesprächsbereitschaft der dortigen Palliativ-Fachkräfte oder Sozialarbeiter. Viele Kirchen bieten Seelsorge und Trauerhilfen an. Für manchen können Gebete oder Gespräche über Gott und Glauben Hilfe spenden. Auch Bestattungsinstitute verfügen über ausgebildete Trauerbegleiter und Gesprächskreise. Je nachdem, welcher Hilfe der Betroffene bedarf, kann aktive Trauerarbeit entweder intensiv und konfrontativ sein – in mehreren Gesprächsterminen mit Trauerbegleitern oder einer geschlossenen Trauergruppe. Geht es jedoch mehr darum, Austauschpartner und den Kontakt zu Gleichgesinnten zu finden, eignen sich Trauer-Café oder offene Selbsthilfegruppen. Häufig wird ein Miteinander zu neuen Menschen oder Aktivitäten gesucht, bei dem die Trauer nicht verschwiegen werden muss. Hilfe und Verständnis findet man heute ebenfalls in guter Trauerliteratur. Manche benötigen den Schutz der Anonymität und suchen nach unverbindlichen Kontakten und Hilfen im Internet.

REFLEXION
- Welche Trauerangebote kennen Sie?
- Welches Angebot spricht Sie am meisten an, warum?
- Kennen Sie aktuell jemanden der „in Trauer ist"?

Palliative Care – Pflegetipp
Wichtig ist zu erkennen, ob es sich um normale oder komplizierte Trauerverläufe handelt und ggf. an die genannten Angebote oder professionelle Trauerbegleiter zu verweisen. Man kann auch jemanden begleiten und ergänzend an die genannten Angebote heranführen oder helfen, Kontakte herzustellen. Für Gespräche und Begleitungen sind Kenntnisse der Kommunikation und Gesprächsführung (➤ Kap. 5.3) sowie über Sterbe- und Trauerphasen notwendig, um die damit zusammenhängenden Gefühle wie Wut, Depression, Rückzug, oder Gesprächsinhalte besser zu verstehen und einordnen zu können. Grundsätzlich muss klar sein, dass der Trauerschmerz, die Dauer und der Verlauf von Trauer bei jedem Menschen individuell verlaufen und jeder ihn auf seine Weise zu bewältigen versucht. Für Begleiter ist es wichtig, dies nicht zu bewerten: „Die ist immer noch am Weinen" oder „Der ist so zusammengerissen, der lässt den Schmerz nicht an sich heran", oder gar zu drängen: „Jetzt trauerst du schon so lange, guck doch endlich mal nach vorn."!Geduld und Zuhören (immer und immer wieder kann der Trauernde über den Toten sprechen), Bleiben und Aushalten (nach der Beerdigung beginnt für viele erst der Schmerz; wer weiterhin bleibt und da ist, ist von erheblicher Bedeutung!) sind sicher am wichtigsten!

KAPITEL 11

Sterben und Tod aushalten können – Selbstpflege

11.1 Selbstpflege 106

11.2 Burnout – Was ist das eigentlich? 108

11.3 Selbstreflexion 111

11 Sterben und Tod aushalten können – Selbstpflege

Die anderen sehen – und auch sich selbst.
(Feigenwinter: Flyer für Palliative Care Ausbildungen 2006)

Nur wer sich selber pflegt, kann auch andere pflegen! Erhält das eigene Leben neben der Hospiz- und Palliativarbeit, dem andauernden Erleben von Sterben und Tod keine entsprechende Pflege, hat man weder Zeit noch Raum für sich selbst, verkommt und stirbt auch etwas in einem selbst. Nur wenn eine Balance zwischen beruflicher Belastung und dem Ausgleich im persönlich-privaten Bereich besteht, hat man die nötige Energie und Motivation, in der Sterbegleitung arbeiten zu können. Man muss lernen, nicht nur für den anderen (den Sterbenden, den Angehörigen, den Kollegen), sondern auch für sich selbst zu sorgen:

> Den anderen sehen – und auch sich selbst
> Dem anderen zuhören – und auch sich selbst
> Dem anderen geben – und auch sich selbst
> Den anderen erst nehmen – und auch sich selbst
> Für den anderen sorgen – und auch für sich selbst
> Für den anderen Zeit nehmen – und auch für sich selbst
> Dem anderen Raum geben – und auch sich selbst
> Den anderen lieben – und auch sich selbst
> *(Feigenwinter: Flyer für Palliative Care Ausbildungen 2006)*

REFLEXION
Besprechen Sie das obige Zitat! Was denken Sie dazu?

11.1 Selbstpflege

Wie viel Tod verträgt man als Pflegender?

Beispiel: In einem Hospiz wurden in einem Jahr ca. 190 Sterbende betreut, von denen 180 verstarben. Hinzu kommen unterschiedlich viele Angehörige, etwa um 200. Das bedeutet pro Monat immer (!) über 10 Tote, über zehnmal jemanden und seine Angehörigen, seine Lebens- und Sterbeumstände neu kennen zu lernen – und sich von Menschen zu verabschieden, die man intensiv begleitet hat. Die durchschnittliche Verweildauer im Hospiz beträgt oft weniger als 10 Tage oder eine Woche, wenige Gäste dagegen bleiben monatelang, noch seltener sind kurze Entlassungen nach Hause.

REFLEXION
Halten Sie kurz inne und überdenken Sie, wie viel Patienten in Ihrer Einrichtung versterben, pro Woche, pro Monat oder pro Jahr. Überlegen Sie, wie viel Neubeginn und Abschied Sie dabei erleben! Wie viel Kontakte Sie eingehen und sich immer wieder neu auf Menschen einstellen müssen.

Ständig mit Grenzerfahrungen des menschlichen Lebens und Sterbens professionell konfrontiert zu sein, kostet Kraft. Täglich Krankheit, Leid und Verzweiflung gegenüberzustehen, berührt auch eigene psychophysische Ressourcen. Daher ist es hilfreich, typische Überlastungssymptome, die auf Dauer ins **Burnout** führen können, zu erkennen und an sich selbst wahrzunehmen. Für die Sterbebegleitung ist es unerlässlich, sich mit eigenen Grenzen und Überlastungsgefühlen auseinander zu setzen und zu lernen, sich präventiv zu schützen. Es geht um die Balance zwischen Berufs- und Privatleben, um eine relativ ausgeglichene Zufriedenheit in beiden Bereichen und darum, eine gesunde Selbstpflege für sich zu entwickeln.

Gefühls- und Beziehungsarbeit

Die Sterbe- und Angehörigenbegleitung ist neben der palliativen Pflege vor allem durch die **emotionale Komponente** geprägt: Pflegende als Sterbebegleiter müssen in einem hohen Maß bereit sein, verständnisvoll-vertrauenswürdige Kontakte und Beziehungen zu Menschen in Extremsituationen aufzubauen. Im ambulanten Bereich, im Hospiz oder auf der Palliativstation steht man Patienten und Angehörigen mit einer enormen Erwartungshaltung hinsichtlich Fürsorge, Entlastung, Schützen, Unterstützung, Zuhören, Dasein, Trost, Zuwendung gegenüber und fungiert als andauernder Gesprächspartner. Sterbebegleiter sind Profis hinsichtlich Gefühls- und Beziehungsarbeit. Tritt die eigentliche Pflege, z. B. durch das Ablehnen von Pflegemaßnahmen, immer mehr zurück, so tritt die emotionale Pflege dafür in den Vordergrund. Wer professionell soviel emotional geben muss, der sollte auch auf eine Quelle und Kraft in sich selbst zurückgreifen können, um dies auf Dauer leisten zu können.

Selbstpflege in der Hospiz- und Palliativarbeit

Selbstpflege in der Hospiz- und Palliativarbeit kann auf vielen Ebenen geschehen: **im Team/unter Kollegen**, durch die **Leitung** oder **Institution**. Mit Hilfe bestimmter Aufgaben, gemeinsamer Rituale und regelmäßiger Gesprächsangebote kann gezielt Entlastung oder Halt geschaffen werden, die der Selbstpflege dienen.

Im Team/unter Kollegen

- **Andachten** für Verstorbene (monatlich oder 14-tägig), die von Pflegenden abwechselnd selbst kreativ gestaltet werden, dabei sollten Andacht (➤ Kap. 11), **Trauer und Tränen** zugelassen werden können.
- **Erinnerungsbuch** – ein Buch, das nur für die beteiligten Pflegenden von einer oder mehreren Kollegen geführt und gestaltet wird; hierin kann schriftlich, mit Anzeigen oder Bildern Abschied genommen werden. Es ist ein teameigenes (!) Buch, das dem Pflegeteam gehört und nicht mit dem offen ausliegenden Buch im Eingangsbereich zu verwechseln ist.
- **Aktuelle Gedenktafel**: Auf dieser Tafel entweder im Stationszimmer oder im Raum der Stille werden die neu Verstorbenen aufgeführt bis zur nächsten Andacht. Für viele Mitarbeiter, die nach freien Tagen wieder zum Dienst kommen oder Teilzeit arbeiten, ist dies eine erste stille Orientierung, wer in der Zwischenzeit verstorben ist. So ist ein Patient nicht plötzlich weg oder sein Zimmer neu belegt – so hat man Zeit, sich darauf einzustellen.
- **Zeit und Raum zum Nachfragen**, wie und wann jemand verstorben ist – häufig wird nur der Todeszeitpunkt kurz bei Übergaben genannt.
- **Die Kerze im Foyer**, die vom Tod an bis zur Überführung brennt, zeigt den Tod an, wenn der Dienst beginnt.
- **Räuchern**: Das Ausräuchern des Verstorbenenzimmers ist ein wichtiges Ritual der Klärung und Säuberung der Atmosphäre des Menschen, der zuletzt dort gelebt hat. Nachdem sein Geruch aus dem Raum entfleucht ist, ist auch wieder Platz für einen neuen Menschen.
- **Kommunikation** ist stark entlastend und ein wesentliches Ventil für die Trauer- und Sterbeverarbeitung; sie findet statt durch
  - **Austausch** mit Kollegen und
  - **Psychohygiene**; dabei muss nicht nur ernst über Patienten/Angehörige geredet werden, es darf auch geschimpft, „gelästert" und gelacht werden.
- **Bezugspflege** sowie die **Möglichkeit, Patienten zu tauschen** mit Kollegen.
- **Üben, Verantwortung zu teilen:** In der Pflege Sterbender ist es maßgeblich, dass keiner im Alleingang arbeitet; die schwere Verantwortung, z. B. für die Schmerzeinschätzung, sollte immer auf mehrere Schultern verteilt sein.

Leitung/Institution

- Lob und Wertschätzung ausdrücken für die geleistete Arbeit, z. B. durch ein besonderes Frühstück/Massage/Gutschein.
- Ideen/Angebote, wie man sich woanders als Team begegnen kann, z. B. Essen gehen, Kaffeetrinken nach einer besonders schweren Begleitung oder Arbeitsbelastung, nach dem Tod eines schwierigen Patienten. Dies dient der Motivation und gegenseitigen Wertschätzung, etwas geschafft und geleistet zu haben!
- Festigen des Teamgefühls, stärken des Vertrauens in die Leitung/Institution.
- Regelmäßige Supervision, Teamsitzungen und Fallbesprechungen sind obligatorisch turnusmäßig festgeschrieben, sie dienen der
  - Reflexion über Patientenreaktionen und über eigenes Verhalten/persönliche Gefühle.
  - Bewährt hat sich ein ¼-jährliches Gespräch „Wie geht es dir hier?" mit einer bestimmten Vertrauensperson, entweder einer dafür ausgewählten Kollegin aus dem Pflegeteam, der Sozialarbeiterin oder Hospizleitung.
- Information zur Burnout- und Stressprophylaxe oder Bewältigungsstrategien, z. B. Entspannungstechniken.
- Unterstützen von Fortbildungswünschen, Fortbildungsangebote machen.
- Lob aussprechen durch die Leitung oder Geschäftsführung.
- Wertschätzung der Mitarbeiter, z. B. durch finanziellen Bonus oder kleine Gehaltserhöhungen.

- Bewusste Anerkennungen schaffen, z. B. durch gezieltes Ansprechen von Qualitäten einzelner Mitarbeiter.
- Geschenke/festliche Anerkennung, z. B. Geburtstage, Weihnachten.
- Bei schwierigen, fordernden Patienten/Angehörigen müssen die Mitarbeiter geschützt und unterstützt/entlastet werden – wichtig ist das Wissen und das Gefühl, dass die Leitung hinter dem Team steht und nicht außen vor.
- Wünsche im Dienstplan sollten unterstützt werden, auf regelmäßige freie Tage nach einem längeren Arbeitsturnus oder nach Nachtdiensten ist unbedingt zu achten!
- Für Rückzugsräume und -zeiten der Pflegenden sorgen, die von Angehörigen und Patienten beachtet werden sollten (Pausen/Übergabe).

Was kann ich für mich tun?

REFLEXION
Lesen Sie die oben aufgeführten Punkte durch!
- Wo könnten Sie sich einbringen, was würde Ihnen Entlastung verschaffen?
- Gibt es einen Aspekt, den Sie gern übernehmen würden, z. B. sich um die Andacht kümmern etc.?
- Gibt es etwas, was Sie an Ihrer Arbeitsstelle als neuen Vorschlag einführen könnten?

Neben dem, was man als Teil des Teams zur Selbstpflege beitragen kann, gibt es auch Möglichkeiten, etwas Gutes nur für sich selbst zu tun. Wichtig dabei ist, zu unterscheiden, was man beruflich und was man privat (➤ Kap. 11.2 Burnout-Prophylaxe) für sich verändern kann. Allem voran sollte man sich konkret mit seiner **Berufsrolle** als Pflegende oder Sterbebegleiter auseinandersetzen.

REFLEXION
- Wie sehen meine eigenen Erwartungen an mich als Sterbebegleiter aus?
- Wie sehen die Erwartungen der Gesellschaft/der Angehörigen/des Sterbenden an mich aus?
- Wie will ich gerne wirken – auf Kollegen, Vorgesetzte, Sterbende oder Angehörige?
- Welche überhöhten Anforderungen stelle ich dabei an mich? Was wäre realistisch?

- Wo merke ich, ich will bestimmten Anforderungen nicht (mehr) entsprechen müssen (z. B. nicht dauernd und überall Ansprechpartner zu sein)? Benennen Sie, was Sie stört! Was Sie nicht mehr wollen oder können! Welche Ideen haben Sie, um es sich besser gehen zu lassen? Machen Sie eine Liste. Kommt z. B. eine verkürzte Arbeitszeit für Sie in Frage? Können Sie sich ein zweites berufliches Standbein vorstellen? Eine Weiterbildung?

11.2 Burnout – Was ist das eigentlich?

Burnout heißt „ausgebrannt sein" und wird als ein Gefühl der ständigen Überforderung, des Versagens oder Ausgepumptseins, der Leere und Kraftlosigkeit nach tagtäglichen Anforderungen, die ständig an den eigenen körperlichen und seelischen Kraftreserven zehren, bezeichnet.

Das Gefühl des Versagens beruht dabei auf dauernd negativ bewerteten Arbeitserlebnissen, verbunden mit dem schlechten Gewissen, man hätte immer etwas besser machen können, z. B. hätte man noch mehr Geduld haben können, man hätte doch noch andere Schmerzmittel versuchen sollen oder mehr Zeit für die Angehörigen haben können. In der Pflege Sterbender gilt meist das „gute Sterben", das Gelingen im Umgang mit Krisen der Angehörigenbegleitung, das Schaffen von guten Sterbeerfahrungen als Ziel. Auch das professionelle Ertragen von Leid, ständigem Tod und Abschied gehören dazu. Viele vermeiden, wenn sie merken, dass sie müde und ausgepowert sind, dies zuzugeben aus Angst, dann als nicht belastbar oder unprofessionell zu gelten. In diese Sparte gehört auch der nicht ernst genommene Umgang mit Symptomen des Burnout, so dass Kollegen sich oftmals nicht trauen, über Anzeichen von Stress, Burnout oder Überarbeitung zu sprechen.

Sterbebegleitung = Herzensarbeit

Die Hospizarbeit und palliative Pflege gehören zu Arbeitsgebieten, die verstärkt Sinn gebend sind. Palliativstationen, Hospizinitiativen und Hospize gelten als begehrte Arbeitsplätze, die selten hoher Fluktuation ausgesetzt sind. Viele sehen in der palliativen Pflege vor allem das Menschliche, das hier im Vordergrund steht, etwa die Bedürfnisorientierung am Sterbenden, die verstärkte psychosoziale Komponente, die in Institutionen wie Kliniken oder Pflegeheimen wenig berücksichtigt werden. Zahlreiche Pflegende, die jahrelang kurativ, unter Zeitdruck und Personalmangel gearbeitet haben, wünschen sich verstärkt eine „andere" Pflege, in der sie auch Potenziale wie Kreativität, Spiritualität oder Gesprächsführung einbringen können. Für viele gilt die Sterbebegleitung als Herzensarbeit, selten als Job zum Geldverdienen. Was aber, wenn diese Erwartungen enttäuscht werden? Wenn auch im Hospiz die Bettenbelegung stimmen muss? Wenn auch dort Personal gespart und durch Schüler oder Praktikanten ersetzt wird? Wenn gutes Sterben nicht immer gelingen kann? Wenn man merkt, dass soviel Sterben und Tod auf Dauer doch nicht zu (er)tragen ist? Wenn Schicksale einen zu stark berühren oder man mit dem Abschied nicht zurecht kommt?

Phasen des Burnout

Burnout entwickelt sich über einen längeren Zeitraum und durchläuft bestimmte Phasen

Bin ich im Burnout? – Anzeichen wahrnehmen

Wenn man **über längere Zeit** bestimmte Symptome **dauerhaft** bei sich wahrnimmt, kann es gut sein, dass man Burnout gefährdet ist.

> **Palliative Care – Pflegetipps**
>
> Überprüfen Sie folgende **Checkliste**:
> - Wenn ich frei habe, fühle ich mich wie erschlagen, bin total erschöpft.
> - Ich habe ein enormes Schlafbedürfnis.
> - Ich habe das Gefühl, in meiner Privat- und Freizeit nicht mehr genügend regenerieren zu können.
> - Ehrlich gestanden fühle ich mich von der Sterbearbeit ausgelaugt.
> - Ich sehe immer weniger Sinn in meiner Arbeit.
> - Aufgrund der Überflutung von schwierigen Kontakten und Gesprächen (z. B. Angehörigenbegleitung) habe ich privat kaum noch Lust auf Menschen, Telefonate, Gespräche – will nur noch in Ruhe gelassen werden.
> - Ich kann nur schwer „runterkommen" von der emotionalen Anspannung – Entspannung und Muße machen mich beinahe nervös.
> - Ich frage mich manchmal: Und wer kümmert sich um mich? Wie kann ich meine Batterien wieder aufladen?
> - Mir fehlt es an Kraft und Motivation, z. B. zum Sport, zu Unternehmungen oder Treffen.

Tab. 11.1 Phasen des Burnout *(Kulbe, A.: Grundwissen Psychologie, Soziologie, Pädagogik. Lehrbuch für Krankenpflegeberufe, 2. Aufl. 2008)*

I	Berufsbeginn/erste Arbeitsjahre	Diese Zeit ist von Idealismus, Überengagement, beruflich hoher Einsatzbereitschaft und Identifikation mit der Berufsrolle geprägt; der Beruf steht im Vordergrund
II	Realismus – Enttäuschung	Im Laufe der Zeit entwickelt man ein realistisches Bild über den Beruf/Arbeitsplatz; neben der Professionalität/Etablierung im Fachbereich erkennt man nun auch die negativen Seiten, etwa den Schichtdienst, geringen Verdienst, Personalmangel, die Enttäuschung über das Berufsbild; Ärger über die zentrale Stellung des Berufs: Bin ich nicht mehr als eine Pflegekraft? Was ist mit meiner Freizeit, was für ein Privatleben habe ich? Man kündigt innerlich und macht nur noch seinen Job, um Geld zu verdienen
III	Entwickeln von Symptomen	Langsam machen sich Symptome des Ausgebranntfühlens bemerkbar: chronische Müdigkeit, Unlust und Aggressionen gegenüber dem Pflegeberuf, Magenbeschwerden, Rücken- und Kopfschmerzen → verminderte Lebensfreude, Motivationslosigkeit, Antriebsarmut, Schlafstörungen
IV	Frustration – Rückzug, Depression und Ohnmacht	Nörgeln/Zynismus über Kollegen, Patienten oder Leitung, totale Desillusionierung gegenüber der anfänglichen Berufseuphorie Durch Medikamente, Alkohol, Rauchen, häufiges Krankschreiben wird zu kompensieren versucht Psychische und psychosomatische Beschwerden (v. a. Depression, Magengeschwüre, Bandscheibenvorfall, Süchte) verstärken sich

- Ich fühle mich dauernd irgendwie krank (Magen-, Nacken- und Rückenschmerzen, Übelkeit, aufgeblähter Bauch, Kopfschmerzen).

Burnout-Prophylaxe – Schutz entwickeln

REFLEXION
Was kann ich selbst für mich tun, damit es mir auf der Arbeit besser geht?

Hierbei geht es darum, zu lernen, **eigene Bewältigungsstrategien** zu entwickeln, damit man durch die Arbeit nicht ausgepowert wird oder ins Burnout gerät.

REFLEXION
- Gehen Sie hierfür nochmals – nur für sich – die genannten Punkte unter Selbstpflege in der Hospiz- u. Palliativarbeit (➤ Kap. 11.1) durch, entscheiden Sie sich für die Punkte, die Sie persönlich ansprechen oder ergänzen Sie um eigene. Notieren Sie diese, um sie nicht aus dem Kopf zu verlieren.
- Gehen Sie ihre **persönliche Liste** von Zeit zu Zeit durch, erinnern Sie sich daran, was Ihnen wichtig ist.

Neue Verhaltensstrategien: Es gilt **zu erkennen und zu lernen, was für einen wichtig ist, was man verändern will und kann. Dabei sollte man realistische Punkte/Ziele wählen.**

REFLEXION
- Setzen Sie die Tabelle für sich selbst fort!
- Üben Sie neue Strategien!

Einerseits muss man einen besseren Umgang mit Problemen erlernen, andererseits sind Strategien wichtig, wie man mit den Dingen, die man nicht ändern kann, anders – vielleicht leichter – umgehen kann.

Beispiel: „Ich weiß, dass mir Nachtdienst schwer fällt. Am liebsten würde ich keinen machen, was unrealistisch ist, denn jeder im Team wird dafür eingeplant. Jetzt gilt es, dieses Problem **anzuerkennen** und es mir z. B. in der Nachtdienstwoche besonders gut gehen zu lassen: Wie? Ich könnte mein Bett frisch beziehen, schönes Essen vorkochen, für ein gutes Buch oder Video sorgen. Ich könnte es mir gut gehen lasse, wenn ich ausgeschlafen habe. Vielleicht kann ich im Dienstwunschbuch eintragen, mit welchen Kollegen ich gerne nachts arbeiten würde."

REFLEXION
- Jetzt sind Sie dran! Finden Sie eigene Beispiele und neue Alternativen dazu!
- Nennen Sie Situation, die sie nicht ändern können!
- Wie kann ich es mir trotzdem gut gehen lassen?

Ressourcen

Neben der Selbstpflege auf der Arbeit gilt es, eine **Balance im Privatbereich** zu erreichen. Bei vielen Pflegenden steht der Beruf im Vordergrund und das Privatleben wird vernachlässigt. Früher oder später führt das zu Unzufriedenheit oder ins Burnout. Man

Tab. 11.2 Neue Verhaltensstrategien bei drohendem Burnout

Altes Verhaltensmuster	Neue Strategie
Ich weiß, dass mir ein zu langer Arbeitsturnus von 9 Tagen nicht bekommt, danach fühle ich mich überarbeitet und kraftlos und brauche lange, um mich davon zu erholen	Ich bemühe mich um einen kürzeren Arbeitsturnus, habe dann zwar am Stück weniger frei, bin aber weniger ausgepowert – ich habe dann mehr Kraft für die Arbeit, aber auch Kraft in meiner Freizeit
Wenn ich mich auf der Arbeit ärgere oder mich ein Patientenschicksal belastet, schlucke ich das herunter, ich mache alles mit mir selbst ab	Ich versuche, mit Kollegen, die ich mag oder denen ich vertraue, über Belastendes zu sprechen
Ich bin immer bereit, länger zu arbeiten oder einzuspringen, auch wenn ich 2 Wochenenden dafür hintereinander arbeiten muss	Ich übe Nein zu sagen; ich schütze meine freien Tage/Wochenenden; ich lerne, mich abzugrenzen

lebt nicht nur, wenn man arbeitet, der Beruf ist nicht alles im Leben! Nicht zuletzt gilt es, sich Kraftquellen zu schaffen, um Sterbebegleitung dauerhaft leisten zu können.

REFLEXION
- Auf was greifen Sie zurück, um Kraft zu tanken?
- Was/wer stützt Sie?
- Was haben Sie aus den Augen verloren, was Sie früher gerne taten, z. B. Hobbys, Freunde? Woran hatten Sie Spaß?
- Was hatte dabei absolut nichts mit ihrer Arbeit zu tun?
- Wie können Sie trotz Schichtdienst z. B. regelmäßig zum Tanzkurs gehen?

Als weiterer **gezielter Ausgleich** zur belastenden Arbeit geben viele Pflegende den Wunsch nach Ruhe, Erholung, Abschalten an. Wellness für die eigene Seele, für den Körper ist die beste Ressource, z. B. durch Sauna, Schlafen, Massagen, Kosmetikbehandlungen, Friseur, Meditation, Entspannungsübungen, Yoga, Autogenes Training. Aber auch einfache Varianten, z. B. sich zu Hause hinlegen, Lieblings- oder Entspannungsmusik, Hörspiele zu hören, auszuschlafen oder früh schlafen zu gehen, Spaziergänge, Laufen, Joggen, Schwimmen, Lieblingssportart. Manche entspannen sich oder kommen auf andere Gedanken durch Musik, Filme, Bücher, Kunst, Kochen, Tanzen, Ausflüge, Wochenendtrips, Partys, Reisen.

REFLEXION
Machen Sie eine persönliche Liste!
- Was entspannt Sie?
- Was könnten Sie sich selbst Gutes tun? Wie könnten Sie sich verwöhnen?
- Sollten Sie sich nicht einfach mal etwas Gutes gönnen?

11.3 Selbstreflexion

In der Selbstpflege oder Burnout-Prophylaxe zur Verbesserung der beruflichen Zufriedenheit geht es meist um Selbstreflexion: Wenn man die Bereitschaft mitbringt, sich mit sich selbst, seinem Tun (z. B. berufliches Verhalten), seinen Gedanken und Gefühlen offen und bewusst auseinander zu setzen, reflektiert man sich selbst. Man überlegt, warum man in seiner Freizeit so schlapp ist, warum man die geleistete Arbeit oft nicht selbst würdigt, warum man so unmotiviert und müde ist. Viele Menschen fürchten sich davor, sich mit sich selbst zu konfrontieren oder tun alles rasch als Psychokram ab.

REFLEXION
Nutzen Sie die Angebote, bringen Sie eine gewisse Offenheit mit, sich z. B. im Team einzubringen, ein Gespräch mit dem Vorgesetzten zu wagen, in der Supervision über einen schwierigen Patienten zu sprechen oder einen Konflikt anzugehen. Nur wer wagt, gewinnt dabei auch etwas! Seien Sie offen für neue Erfahrungen! Probieren Sie sich und Angebote aus!

Supervision

Unter Supervision (SV) versteht man die bewusste Reflexion, das Spiegeln des beruflichen Handelns. Mit Hilfe eines Supervisors werden bestimmte Situationen oder Konflikte „beleuchtet" und den Betroffenen/Beteiligten (Supervisanden) bewusst gemacht. Oft wird dadurch klarer, worin das Problem liegt, beziehungsweise es können gemeinsam (Teamsupervision) Lösungen entwickelt werden. SV hat darüber hinaus eine Entlastungsfunktion, ist ein Ventil, über das man seinen Ärger und Frust über die beruflichen Belastungen oder Unzufriedenheit loswerden kann.

Oftmals kommt es dabei zum Sharing, d. h. mehrere Kollegen äußern ähnliche Probleme oder teilen die erzählte Situation. Dies hat den positiven Effekt, dass man als Supervisand plötzlich nicht mehr alleine mit einem Problem dasteht, sondern erkennt, dass auch andere darunter leiden. Häufig stärkt dies wiederum das „Wir-Gefühl", das Gefühl, ein Team zu sein. Wichtig dabei ist, dass die SV in einem so genannten geschützten, vertrauenswürdigen Raum stattfindet, d. h. nichts von dem, was dort besprochen wird, darf später offenbart werden, z. B. indem man einem nichtbeteiligten Kollegen davon erzählt oder man es später gegen den Betroffenen verwendet.

Fallbesprechungen

Fallbesprechungen können regelmäßig, z. B. einmal wöchentlich, über einen bestimmten Patienten/Angehörige stattfinden. Reicht dies nicht aus, kann ggf. in einer Teamsupervision ausführlicher darüber gesprochen werden.

Teamsitzungen

Teamsitzungen finden ebenfalls regelmäßig einmal monatlich statt, oftmals besteht eine Teilnahmepflicht. Das Zusammentreffen des Teams mit der Leitung und ggf. anderen beteiligten Berufsgruppen, z. B. Palliativärzten, Sozialpädagogen, dient dem Besprechen aktueller Punkte und dem Austausch von Informationen, Anliegen oder Wünschen.

Fortbildung

Fortbildungen sind für qualifiziertes Pflegepersonal, z. B. Palliative Care Nurses, unerlässlich, sie sollten von der Leitung/Institution gefördert werden. Mitarbeiter sollten wissen, dass sie positive Unterstützung dafür erfahren. Verfügt z. B. ein Hospizteam über Kollegen mit unterschiedlichen Zusatzqualifikationen (Aromatherapie, Krankengymnastik, Gesprächsführung u. a.), können diese patientenorientiert eingebracht werden. Gerade in der palliativen Pflege können Pflegende spezielle Kenntnisse flexibel und individuell einbringen, was wiederum die Arbeitszufriedenheit steigert.

REFLEXION
Welche Fortbildung interessiert Sie?

KAPITEL 12 Hospiz

12.1 Geschichte der Hospizbewegung 114

12.2 Hospizarbeit 115

12.3 Hospizlandschaft 117

Hospiz ist eine Idee und kein Gebäude.

REFLEXION
Was bedeutet Hospiz? Was verstehen Sie darunter? Was wissen Sie über Hospiz?

Der Begriff „**Hospiz**" wird häufig missverstanden und mit einer „Sterbeklinik", einer Methode zur Sterbebegleitung oder gar Sterbehilfe gleichgesetzt. Hospiz ist eine Idee, **eine bewusste Haltung, dass Sterben auch Leben ist.** Hospiz bejaht das Sterben als Teil des Lebens und sieht es als Aufgabe, Sterben, Tod und Trauer in Gesellschaft, Alltag, Pflege und Medizin bewusst zu integrieren. Hospiz setzt sich für ein würdevolles Sterben ohne Schmerzen und lebensverlängernde Maßnahmen – für Lebensqualität bis zuletzt ein, lehnt jedoch aktive Sterbehilfe (> Tab. 13.2) ab. Hospiz versteht sich als flexibles Konzept vom würdevollen Sterben, von dem Betroffene – Patienten und Angehörige – überall profitieren können: zu Hause, im Krankenhaus und Heimen, auf Palliativ-Schmerz- und onkologischen Stationen oder im stationären Hospiz.

12.1 Geschichte der Hospizbewegung

Im Mittelalter waren Hospize Herbergen oder Raststätten an den Pilgerwegen für Wanderer, Alte oder Kranke. Diese Gasthäuser (hospitium) wurden von religiösen Orden mit Fürsorge und Gastfreundschaft geführt. Sie galten als erste Orte der Pflege und Heilkunst, die von kundigen Nonnen und Mönchen ausgeübt wurde. Im Hospiz wurde geheilt, gepflegt – gelebt, geboren und gestorben. Das heutige stationäre Hospiz als auch die Hospizidee finden hier ihre Wurzeln: Der Hospizgast findet darin einen würdevollen Ort „auf seiner Reise" ins Jenseits. Erste Hospize für Sterbende entstanden in Irland (Hospital) und Frankreich (Hotel), von wo sie sich in ganz Europa ausbreiteten.

Tab. 12.1 Historische Entwicklung der Hospiz- und Palliativbewegung

Wann	Was ist passiert
1967 England	Dame Cicely Saunders gründet das St. Christophers Hospice mit der Vision, einen ruhigen würdevollen Ort zum Sterben zu schaffen – aufgrund ihrer Erfahrung als Krankenschwester, Sozialarbeiterin und Ärztin in anonymen, lauten Londoner Kliniken sollten nun die Bedürfnisse Sterbender ganzheitlich Berücksichtigung finden
1971 USA/Deutschland	Dokumentarfilm über das St. Christophers Hospice „Noch 16 Tage" löst in Deutschland eine negative Diskussion über die Hospizidee aus; Elisabeth Kübler-Ross (Schweizer Ärztin, die in Amerika mit Sterbenden arbeitete und das Phänomen Sterben erforschte) veröffentlicht „On Death and Dying" – „Interviews mit Sterbenden" und bricht damit ein Tabu
USA 1950 Kanada 1975	Cancer Care – Gesellschaft, die Menschen beim Sterben zu Hause unterstützt 1. Palliativstation am Royal Victoria Hospital, Montreal
Deutschland	
1983	1. Palliativstation, Uniklinik Köln
1985	In vielen Städten bilden sich ehrenamtliche Hospizinitiativen; Gründung von OMEGA – Mit dem Sterben leben e. V. – bundesweite Organisation ehrenamtlicher Sterbebegleiter- und Hospizhelfer
1986	1. stationäres Hospiz, Aachen
1990	WHO erarbeitet ganzheitliches Betreuungskonzept zur Begleitung Sterbender: Palliative Care wird eingeführt; palliative Pflege, Fürsorge und Palliativmedizin entwickeln sich als neue Begriffe
1992	Gründung der Bundesarbeitsgemeinschaft Hospiz (BAG) für ehren- und hauptamtliche Mitarbeiter im Hospizbereich
1995	Gründung der Deutschen Gesellschaft für Palliativmedizin
1999	Erster Lehrstuhl für Palliativmedizin, Bonn

Tab. 12.2 Anzahl der Einrichtungen und Helfer laut Palliativ- und Hospizführer 2006/2007.

Einrichtungen und Tätige im Palliativbereich	Anzahl
Ambulante Hospiz- und Palliativdienste	1030
Stationäre Hospize	142
Palliativstationen	127
Ehrenamtliche Helfer	Mehrere Tausend

Hospizbewegung in Deutschland

In Deutschland setzt sich der Hospizgedanke erst Anfang der 1980er Jahre durch. Die zögerliche Entwicklung wurde einerseits durch den Film „Noch 16 Tage" über das St. Christophers Hospice gebremst, der den Eindruck einer Sterbeklinik vermittelte und scharfe Diskussionen in Politik, Gesellschaft und Kirche auslöste. Ablehnung und Protest gehen auf die nationalsozialistische Vergangenheit zurück und erinnern an spezielle Klinikabteilungen für Euthanasie. Vorurteile zur Abschiebung Sterbender und Missverständnisse zur aktiven (verbotenen) Sterbehilfe entstehen und halten sich zum Teil bis heute. Die Unterscheidung zwischen stationären Hospizen als autonome Einrichtungen und Palliativstationen, die Kliniken angegliedert sind, findet sich deshalb bis heute. Andererseits waren Pflege und Medizin damals in einer Phase der Modernisierung, Technisierung und Medikalisierung mit dem Ziel der lebensverlängernden und lebenserhaltenden Maßnahmen. Unheilbarkeit und Sterben wurden als Versagen in Pflege und Medizin verstanden. Nur allmählich begreift man den würdevollen und humanen Sinn von Hospiz.

Nur in Deutschland geht Hospiz auf eine anhaltende Bürgerbewegung, auf das Engagement und die Initiative von Einzelpersonen, Pflegekräften, Ärzten oder Betroffenen zurück, die anders als eine Institution auf dem enormen Einsatz von ehrenamtlichen Hospizhelfern und Sponsoren basiert. Hospizarbeitsgemeinschaften, ambulante Hospizdienste und stationäre Hospize werden ins Leben gerufen. **Heute** besteht neben ambulanten Hospiz- und Palliativdiensten, die ein Sterben zu Hause ermöglichen sollen, die Aufnahme in ein stationäres Hospizhaus. Einem Lebensort mit einer bewusst geschaffenen Atmosphäre von „zu Hause" für alle, die in der Sterbe- und Trauerbegleitung miteinander leben und arbeiten.

12.2 Hospizarbeit

Inhalte und Ziele der Hospizarbeit sind Antworten auf pflegerisch-medizinische, soziale und gesellschaftliche Veränderungen in der Bejahung des Sterbens als Teil des Lebens. In Pflege und Medizin hat sich der Sterbende als neuer Patient mit spezifischen Bedürfnissen und Problemen, neben der kurativen hat sich palliative Pflege und Medizin etabliert. Sterben beansprucht mittlerweile seinen Lebensraum in der heutigen Gesellschaft. Hospizarbeit basiert deshalb auf 4 Bausteinen und bestimmten Qualitätskriterien.

4 Säulen der Hospizarbeit

Im Zentrum stehen der **Sterbende und seine Angehörigen**. Ihre Bedürfnisse und Sorgen geben die Richtung für die Hospizarbeit vor. Anders als in Gesundheitssystemen, Klinik- oder Heimstrukturen finden die **Selbstbestimmung** des Patienten und **Angehörige als Patienten II. Ordnung** hier ihre Daseinsberechtigung.

Die **1. und 2. Säule** bilden **Palliative Care** und **Palliativmedizin**. Beide beinhalten Symptomkontrolle, Schmerztherapie und Linderung der körperlichen Beschwerden im Sterbeprozess. **3. Säule** ist die **psychosoziale Begleitung**. Diese umfasst die Betreuung/Beratung in den seelischen Nöten der Betroffenen. Die emotionale Unterstützung soll bei der Auseinandersetzung mit Sterben und Tod helfen. Dabei kann es um fürsorglichen Beistand und dem Aushalten des Sterbe- und Trauerprozesses oder um Gespräche zur Entlastung oder Klärung (Wahrheit, Finanzen, Beerdigungsformalitäten) gehen. Die **4. Säule spirituell-religiöse Begleitung** eröffnet Sterbenden die Möglichkeit, bis zuletzt sie selbst zu

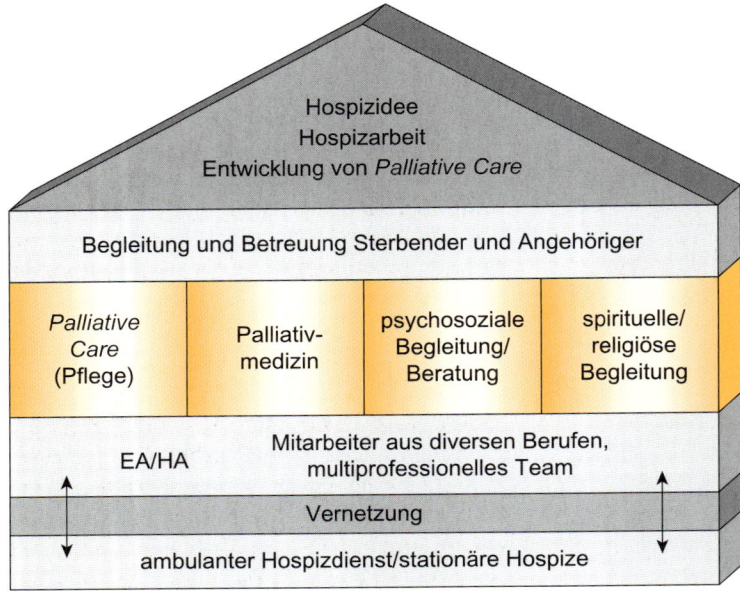

Abb. 12.1 Hospizhäuschen

sein – den individuellen Weg des Sterbens gehen zu dürfen. Dazu gehören persönliche Ausdrucksweisen über Verzweiflung und Wut, die Entscheidung, Hilfe anzunehmen oder Pflege- und Therapiemaßnahmen zu verweigern. Dabei spielen Religion oder spirituelle Haltungen eine wesentliche Rolle. Rituale, Gebete und Symbole erhalten dabei entsprechend Raum und Respekt ebenso, wie Fragen nach dem Sinn des Lebens, Sterbens und dem Danach.

REFLEXION
Diskutieren Sie die 4 Säulen der Hospizarbeit! Besprechen Sie die jeweiligen Inhalte!

Qualitätskriterien

Neben den 4 Bausteinen beinhaltet Hospizarbeit bestimmte **Qualitätskriterien:**
- Im Fokus der Hospizarbeit stehen Sterbende und Angehörige. **Sterbe- und Trauerbegleitung sowie Angehörigenbetreuung** soll ihnen bei der Bewältigung der Probleme helfen, die in der Auseinandersetzung mit dem Tod auftreten.
- Professionelle palliative Pflege und Palliativmedizin sorgen ganzheitlich für **Lebensqualität, Linderung von Leiden und Schmerzen.**
- **Multiprofessionelles Team** – nicht nur spezielle Fachkräfte aus Pflege und Medizin, auch diverse andere Berufsgruppen haben Teil an der ganzheitlichen Versorgung: Sozialarbeiter, Seelsorger, Rechtsanwälte, Therapeuten (Psycho-, Mal-, Musik-, Aroma-, Körper- und Atemtherapie), Krankengymnasten, Masseure, Diätassistenten, Servicekräfte. Sowohl **geschulte Haupt-** als auch **ehrenamtliche** Mitarbeiter bilden ein Team.
- **Angehörige** werden professionell mit betreut und begleitet – auch **über den Tod hinaus**; z. B. durch **Trauergruppe- und -Café**. Angehörige leiden oft mehr als der Sterbende, der intuitiv seinen Weg geht.
- **24-Stunden-Kontinuität der Fürsorge** – Ansprechpartner sind Tag und Nacht telefonisch erreichbar, ob ambulant oder stationär, als auch nach dem Versterben. Krisen und Sterben sind nie an Dienstzeiten gebunden. Viele Angehörige fühlen sich nachts oder in den frühen Morgenstunden hilflos und allein. Nicht selten wissen sie keinen anderen Ausweg als eine Klinikeinweisung.
- **Öffentlichkeitsarbeit** für die Integration von Sterben, Tod und Trauer: bekannt werden von Hospiz in der Gesellschaft; Akquise von Fördervereinen, Sponsoren, Spenden, Ehrenamtlichen, Bau weiterer Hospize/Palliativstationen, Initiati-

- on von mobilen Palliativteams, ambulanten Hospizdiensten und -Arbeitsgemeinschaften.
- Im Sinne der Hospizarbeit sollten Patient und Angehörige über die finale Krankheitssituation aufgeklärt werden und mit der palliativen Versorgung, d. h. keine lebensverlängernden Maßnahmen (Beatmung, Reanimation u. a.), einverstanden sein.
- Aktive Sterbehilfe wird strikt abgelehnt. Es geht um Hilfe im Sterben, nicht zum Sterben.

REFLEXION
Diskutieren Sie die Qualitätskriterien!

12.3 Hospizlandschaft

Durch die in Deutschland mit Hilfe ehren- und hauptamtlich **initiierter Bürgerbewegungen „Hospiz"** und die **finanzielle Trennung von Kranken- und Pflegekassen** konnte sich eine bunte Hospizlandschaft zahlreicher und verschieden organisierter Angebote entwickeln. Gemeinsame Grundlage ist die Betreuung Sterbender und Angehöriger zu den oben genannten Kennzeichen der Hospizarbeit.

Vernetzung

Zur Vernetzung zählt die **Zusammenarbeit** von **ehren- und hauptamtlichen Mitarbeitern** aus **diversen Berufen** und die **Kooperation zwischen ambulant** und **stationär**. Die Ehrenamtlichen sind weder Lückenbüßer noch billige Arbeitskräfte. Ihre Aufgaben liegen in den „Alltagsgeschäften" der Sterbe- und Trauerbegleitung. Mit ihren alltäglichen Aufgaben, wie Besuchsdiensten, Einkaufen, Essen reichen, Vorlesen, Gesprächen, Tiere oder Blumen versorgen, tragen sie zur Entlastung der Angehörigen und Pflegenden bei. Aber sie bilden auch Brücken für die Sterbenden zu Leben und Alltag – und ermöglichen dadurch auch in der letzten Lebensphase ein Stück Normalität. Die **Vernetzung der verschiedenen Berufe** wiederum ermöglicht es, kreative und vielfältige Lösungen für die Probleme der letzten Lebensphase zu finden. **Kooperation, Wissensvermittlung und Austausch** sind Ziele der Vernetzung zwischen ambulant und stationär. **Unterschiedliche Dienste und Institutionen bringen jeweils eigene Fachkenntnisse und Erfahrungen mit:** Hospizhelfer, Trauerbegleiter, Palliative Care Fachkräfte, Schmerzspezialisten und Palliativmediziner, Seelsorger und Sozialarbeiter sollten kooperieren mit Pflegekräften in Krankenhäusern, Heimen, Pflegeeinrichtungen und -diensten, mit Hausärzten und Onkologen. Statt Konkurrenz sollte eine **Zusammenarbeit im Interesse des Sterbenden** angestrebt werden. Richtschnur dabei sollte stets die Frage sein: Was ist für den Sterbenden das Beste, was ist der Wunsch des Sterbenden?

Auch wenn es zahlreiche spezialisierte Hospiz- und Palliativbereiche gibt, sollte nicht vergessen werden, dass in immer mehr ambulanten Pflegediensten und Alten- und Pflegeeinrichtungen der Hospizgedanke Einzug hält. Vermehrt wird sich auch dort für ein würdevolles Sterben engagiert und Sterbebegleitung und Palliative Pflege von qualifiziertem Personal angeboten.

Aufnahmekriterien stationärer Hospize

Ziel der Hospizarbeit ist es, wenn möglich das Sterben zu Hause zu ermöglichen. Fehlen jedoch Angehörige, ist die Pflege ambulant nicht mehr zu leisten, wird eine 24-Stunden-Betreuung nötig oder sind die Beteiligten überlastet, kann eine Aufnahme ins Hospiz erfolgen. Auch von Palliativ- oder Onkologischen Stationen kann eine Einweisung angestrebt werden. Jedoch gelten für stationäre Hospize bestimmte **Aufnahmekriterien:**

- Einweisung durch den behandelnden Haus- oder Klinikarzt (Befürwortung)
- Zustand einer unheilbaren, in absehbarer Zeit zum Tod führenden Erkrankung (Krebs, Metastasen, AIDS), Endzustand chronischer Herz-, Lungen-, Nieren- oder Lebererkrankungen, Nervenerkrankungen mit fortschreitender Lähmung, Organversagen bei Einstellen der Therapie
- Zustand der Finalpflege, begrenzte Lebensdauer, keine Langzeitbehandlung- und Pflege (14 Tage – 2 Monate)
- Patient, Angehörige und Arzt kennen und akzeptieren das vom Hospiz vertretene Prinzip der palliativen Medizin und Pflege zur Schmerzlinderung

Tab. 12.3 Vernetzte ambulante und stationäre Bereiche der Hospizarbeit

Ambulant	Stationär
Hospizinitiative/Hospizgruppe	Tageshospiz
Ambulanter Hospizdienst (AHD)	Stationäres Hospiz
Ambulanter Hospiz-Palliativberatungsdienst (AHPB)	Onkologische Stationen in Krankenhäusern
Ambulanter Hospiz-Palliativpflegedienst (AHPP) **Neu 2007:** Palliative Care Teams	Palliativstationen
Onkologische Ambulanzen	Schmerzstationen
Onkologische Praxen	Schmerzambulanz an Kliniken
Hausärztliche Praxen	Onkologische Ambulanzen an Kliniken
Ambulante Pflegedienste	Alten- und Pflegeheime
Gemeindepflege	Betreutes Wohnen

und Verbesserung einer Lebensqualität bis zuletzt, um eine würdevolles Sterben zu ermöglichen
- Lebensverlängernde therapeutische Maßnahmen sind nicht gewünscht (keine Reanimation, Beatmung u. a.)
- !Aktive Sterbehilfe wird strikt abgelehnt

Mit Hilfe der Aufnahmekriterien grenzt sich das Hospiz bewusst gegenüber Krankenhäusern, Palliativstationen und Alten- und Pflegeheimen ab. Für einen Hospizgast stehen aufgrund des absehbaren finalen Krankheitsverlaufs vor allem Sterbebegleitung, palliative Pflege und Schmerzlinderung im Vordergrund. Der damit einhergehende erhöhte Pflegeaufwand kann in anderen Einrichtungen nicht geleistet werden. Die **Kosten** des Hospizaufenthaltes setzen sich aus einer Mischfinanzierung von Kranken- und Pflegekasse, 10% aus den Mitteln des Hospizes sowie dem Eigenanteil (je nach Pflegestufe) zusammen. Palliativstationen werden wie Klinikaufenthalte nur über Eigenanteil und Krankenkasse finanziert; Pflegeheime wiederum über Eigenanteil und Pflegekasse.

REFLEXION
- Wie beurteilen Sie die Aufnahmekriterien?
- Sollte nicht jedem Menschen die Aufnahme in ein Hospiz möglich sein?
- Welche Krankheitsbilder fehlen?

KAPITEL 13
Die Rechte Sterbender

13 Die Rechte Sterbender

Jeder Mensch hat das Recht auf einen menschenwürdigen Tod. (Grundgesetz)

Mit Etablierung des Hospizgedankens und zunehmenden Erfahrungen in der Betreuung und Begleitung Sterbender durch Palliative Care und Palliativmedizin steigen die Erwartungen an ein friedliches – vor allem aber **schmerz- und damit leidfreies Sterben** und einen **würdigen Tod**. Die Vorstellungen vom „guten Sterben" (> Kap. 7.3) beinhalten einerseits Hilfe zur **Schmerzlinderung** (medizinische Schmerztherapie), fordern aber andererseits ein **natürliches Sterben** (keine unnötigen lebensverlängernden Maßnahmen, keinen Eingriff in den Sterbevorgang) – beides ummantelt von mitmenschlicher Begleitung und Fürsorge im Sterbeprozess **(Sterbebeistand)**. Dabei befindet sich das **Selbstbestimmungsrecht des Sterbenden** oft im Spannungsverhältnis zur **Fremdbestimmung durch Angehörige, Pflegende und Ärzte**. Dabei gilt vor allem in der Hospizarbeit, dass im Zentrum aller Bemühungen immer die Bedürfnisse des Patienten stehen. Für eine „Lebensqualität bis zuletzt" bedeutet es, dass der Sterbende bis zuletzt selbst entscheidet, was medizinisch-therapeutisch oder auch pflegerisch getan oder unterlassen werden soll, z. B. ob er auf lebensverlängernden Maßnahmen besteht oder ausdrücklich verzichtet sowie Pflegehandlungen ablehnt.

> **REFLEXION**
> - Diskutieren Sie Aspekte und Vorstellungen für ein würdiges Sterben!
> - Was verstehen Sie unter Sterbebeistand?
> - Stellen Sie das Selbstbestimmungsrecht und Fremdbestimmung einander gegenüber, füllen Sie die Begriffe mit Inhalten!

Rechte Sterbender

Recht auf Wahrheit und Aufklärung

Jeder Schwerkranke oder Sterbende hat das Recht, über seine Krankheit aufgeklärt zu werden (finale Diagnose, Prognose, tödlicher Verlauf). Dazu gehören auch mögliche kurative oder palliative Behandlungsmöglichkeiten sowie deren Grenzen in Pflege und Therapie. Während bis vor kurzem noch vielen Patienten die Wahrheit oder Schwere ihrer Erkrankung verschwiegen oder verschleiert wurde, besteht heute die Tendenz zur Aufklärung. Jedoch wollen nicht alle die Wahrheit wissen (> Kap. 3.4.1). Die Entscheidung, was wann mitgeteilt wird, ist daher dennoch Ermessungssache des Arztes und sollte stets individuell beurteilt werden. Viele Sterbende spüren jedoch die Wahrheit auch unabhängig von einer Aufklärung. Ein ehrlicher, offener Umgang mit der Situation empfiehlt sich jedoch für alle Beteiligten. Oft erleben Pflegende, dass Sterbende die Wahrheit verdrängen oder sie scheinbar nicht gehört haben, dann ist erneute Aufklärung gefordert.

Recht auf Sterbebegleitung

Jeder Mensch hat das Recht auf eine ganzheitliche Betreuung, Versorgung und Begleitung im Sterben, und zwar hinsichtlich einer medizinisch-therapeutischen, pflegerischen, psychosozialen sowie spirituellen Begleitung. Jeder hat das Recht auf eine friedvollen, schmerzfreien und würdigen Tod. Sterben wird hierbei als letzte Krise und Reifungsphase verstanden, deren natürlicher Verlauf bestmöglich unterstützt werden sollte. Dabei sollte das Sterben weder künstlich verlängert, beschleunigt noch verkürzt werden.

Selbstbestimmungsrecht/Mitbestimmung

Der Sterbende, seine Wünsche, Bedürfnisse und Probleme stehen im Zentrum der palliativen Betreuung. Er gibt stets die Richtschnur vor für die medizinische, pflegerische, psychosoziale und spirituelle Art der Sterbebegleitung. Beispielsweise kann er einen Behandlungsabbruch fordern oder entgegen ärztlichen Rat eine Weiterbehandlung mit Chemotherapie verlangen. Oder er kann trotz erhöhter Dekubitusgefahr dennoch darauf bestehen, nicht gelagert zu werden.

Bestimmungsrecht

Der Betroffene kann z. B. in einer Patientenverfügung festlegen, dass keine lebensverlängernden Maßnahmen im Endstadium seiner Krankheit ergriffen werden sollen oder dass er der Einweisung in

Tab. 13.1 Was sagen Patientenverfügung, Vorsorgevollmacht oder Betreuungsverfügung aus.

Vorsorge treffen für den Ernstfall		
Patientenverfügung	Vorsorge(Vollmacht)	Betreuungsverfügung
In einer Patientenverfügung kann man seine **Wünsche bezüglich medizinischer Behandlungsgrenzen** im Falle von schwerer/aussichtsloser Krankheit, Unfall oder Bewusstlosigkeit festlegen. Je konkreter die Anweisungen, desto besser. So können lebensverlängernde Maßnahmen, wie Reanimation, künstliche Ernährung oder Beatmung, die eine bloße Verlängerung des Sterbens/Leidens bedeuten, verweigert – jedoch ärztlichen Handlungen, die Linderung von Leiden/Schmerzen bedeuten, zugestimmt werden (Befürwortung passiver und indirekter Sterbehilfe). Für die Rechtsgültigkeit sind neben der handschriftlichen Form und Unterschrift (auch bei nachträglichen Ergänzungen), die Bezeugung der Geschäftsfähigkeit durch einen Zeugen notwendig. Die Verfügung muss alle 2–3 Jahre aktualisiert werden. Patientenverfügungen sind für den behandelnden Arzt bindend!	Mit Hilfe der schriftlichen Vorsorgevollmacht wird eine persönliche Vertrauensperson (Angehöriger/Freund) bestimmt, die im Gegensatz zum gesetzlich bestimmten **Bevollmächtigten** *nicht* dem Gericht unterliegt, aber gesetzlich bestätigt werden muss. Diese Person kann im Falle schwerer Krankheit oder im Alter **stellvertretend rechtswirksam** in persönlichen und finanziellen Belangen handeln und entscheiden. Die Vollmacht berechtigt dazu, ärztliche Eingriffe zu befürworten/untersagen, das Unterlassen/Beenden von leidensverlängernden Maßnahmen einzuleiten (hierfür ist die Zustimmung des Gerichts einzuholen) oder z. B. dem Aufenthalt im Hospiz zuzustimmen.	Das Vormundschaftsgericht bestellt für Personen, die aufgrund von Krankheit/Alter nicht mehr dazu in der Lage sind, ihre Angelegenheiten selbst zu regeln, einen **gesetzlich bestimmten Betreuer**, der stellvertretend rechtswirksam entscheidet und handelt. Eine schriftliche Betreuungsverfügung wird nur notwendig, wenn *keine* Vorsorgevollmacht bzw. kein persönlicher Bevollmächtigter existiert! Für schwerwiegende medizinisch-pflegerische Entscheidungen ist die gesetzliche Genehmigung erforderlich.

ein Hospiz zustimmt. Des Weiteren können Bestimmungen, die über den Tod hinaus gehen, festgelegt werden (Organspende oder Bestattungsart/-ort).

Testament

Im Testament wird der letzte Wille einer Person festgelegt, es muss eigenhändig handschriftlich geschrieben und unterzeichnet oder notariell beglaubigt sein. Inhalte betreffen das Vererben materieller und persönlicher Güter oder auch Bestattungswünsche (Urnenbeisetzung, Vorgaben für die Trauerfeier).

Einrichten von Vollmachten

Jeder kann für sich frühzeitig Vorsorge treffen, indem er eine Patientenverfügung und/oder eine Vorsorgevollmacht trifft.

Sterbehilfe

Die Tab. 13.2 zeigt u. a., welche Maßnahme zur aktiven Sterbehilfe gehören und damit strafbar sind.

> **REFLEXION**
> Diskutieren Sie die einzelnen Formen der Sterbehilfe! Finden Sie pro und contra Argumente! Warum wird aktive Sterbehilfe, insbesondere in Deutschland, kontrovers diskutiert?

Terminale Sedierung

Terminale Sedierung ist in der Sterbebegleitung ein heikles Thema (➤ Sterbehilfe s. o.). Oft wird gerade im Hospizbereich von Betroffenen danach gefragt, ob man nicht einfach „schlafen gelegt" werden kann, um nichts mehr zu spüren, oder sogar, ob man nicht „die Spritze" erhalten kann, um endlich sterben zu können. Sterbebegleiter und Ärzte sind angehalten, deutlich zu machen, dass es im palliativen Bereich immer um Hilfe *im* Sterben, nicht *zum* Sterben geht. Dass Sedierung klar differenziert werden muss: **erstens** als positive Nebenwirkung bei der Schmerz- und Symptombehandlung, z. B. beim Einsatz von Opioiden (hierbei entsteht ein akzeptables Niveau der Sedierung, der Patient ist schläfrig, dösig, aber jederzeit erweckbar, was sich meist positiv auf sein

Tab. 13.2 Was ist strafbar?

Sterben durch:	Strafbarkeit	Beinhaltet
Sterbebegleitung	Nicht strafbar	Beinhaltet den Hospizgedanken, den Sterbenden und seine Angehörigen bestmöglich zu betreuen, zu beraten und zu begleiten. Der Sterbebeistand umfasst palliative ärztliche, medizinische und pflegerische Handlungen sowie Fürsorge auf körperlicher, seelisch-geistlicher, sozialer und spiritueller Ebene. Es geht vor allem um die Hilfe im Sterben, nicht zum Sterben. Dass bedeutet, möglichst Schmerzen und Leiden zu lindern, um ein würdiges und natürliches Sterben zu ermöglichen und keine lebensverlängernden Maßnahmen einzuleiten.
Indirekte Sterbehilfe	Nicht strafbar, wenn Tod unerwünschte Nebenfolge ist	Beinhaltet die Gabe von Schmerzmedikamenten mit der „Nebenwirkung" einer lebensverkürzender Wirkung, d. h. wenn die Schmerz- und Symptomlinderung im Vordergrund dabei steht.
Passive Sterbehilfe	Nicht strafbar	Verzicht auf künstliche lebensverlängernde Maßnahmen, wie Beatmung, parenterale Ernährung, Antibiotika, so dass der Patient an den Folgen der Krankheit natürlich verstirbt. Einsatz von leidensmindernden Maßnahmen, auch wenn diese das Leben verkürzen.
Beihilfe zum Freitod (medizinisch assistiert)	Nicht strafbar	Gilt als nicht strafbar, sofern man beim Tod nicht anwesend ist. Der Arzt unterstützt durch Gabe eines tödlichen Medikaments den Suizid. Bei Anwesenheit gilt dies als unterlassene Hilfeleistung (strafbar).
Aktive Sterbehilfe	Strafbar	Aktive vorzeitige Lebensbeendigung durch einen Arzt mittels einer tödlichen Medikation; erfolgt auf Verlangen des Patienten und um weiteres Leiden zu ersparen. Ist strafbar als Tötung auf Verlangen § 216 StGB, als Mord § 211, als Totschlag § 212.

Leiden auswirkt) und **zweitens** als letzte Therapieoption bei unerträglichem Leid, wenn z. B. Patienten der Erstickungstod erwartet, bei Ängsten vor Luftnot oder therapieresistenten Schmerzen (hierbei geht es um die Symptombehandlung und Linderung von unerträglichem Leid mit dem Einverständnis des Patienten). Meist wird bei bestimmten Krankheitsbildern, z. B. ALS (amyotrophe Lateralsklerose), frühzeitig über diese Möglichkeit aufgeklärt, um die Angst vor einem qualvollen Ersticken zu nehmen. Die Sedierung bewirkt dann eine kontinuierliche, dauerhafte Reduktion des Bewusstseinszustandes. Der Patient wird somnolent bis komatös. Vorrangiges Ziel ist dabei eindeutig die Leidenslinderung und nicht die Verkürzung des Lebens. Die terminale Sedierung wird immer individuell abzuklären sein. Sie wird kontrovers diskutiert, da sie vor allem körperliche Symptome berücksichtigt, nicht aber bei unerträglichen psychischen Leiden Anwendung findet. Schwierig ist die Entscheidung der Sedierung, wenn der Betroffene weder bei klarem Bewusstsein/Verstand noch orientiert ist.

Sachregister

A
Abhängigkeit   67
Abschied   98
Abschied nehmen   80
Abschiedsbuch   84
Abwehr   8
Adjuvans   64, 68
Aktives Zuhören   51
Akzeptanz   29, 50
Alltagsgespräch   49
Alp Spielmannda   86
Analgetikum
– leichtes   65
Andacht   84, 107
Angebote
– für Angehörige   94
Angehörigenarbeit   90, 94
Angehörigenbegleitung   10
Angehörigenverhalten   43
Angst   25, 42, 62, 93
Ängste
– Sterbender   29
Annahme   9, 98
Anorexie   19
Antiemetikum   68
Antizipation   64
Appetitlosigkeit   19
Appetitmangel   19
Applikationart   64
– subkutan   64
Applikationsart   17
– intravenös   64
– oral   64
Aschenausstreuung   86
Aspirin   65
Atemdepression   67
Atemnot   24
Atheismus   77
Aufbahrung   83
Aufklärung   120
Aufnahmekriterien   117
Ausgleich   111
Ausräuchern   107
Aussagen spiegeln   52
Auszehrung   19
Ave Maria   76

B
Bedürfnisse
– psychische   26
– soziale   26, 27
Beerdigung   85
Begleitmedikament   64, 68
Begleitung   27

Beichte   76
Beihilfe zum Freitod   122
Beistand   82
Belastung   98
Bestattung   85, 86
Bestattungsvorsorge   85, 86
Bestimmungsrecht   120
Betreuer
– gesetzlich bestimmter   121
Betreuungsverfügung   121
Betroffenheit   42
Bettlägerigkeit   26
Bewältigungsstrategie   110
Beziehungsarbeit   106
Bezugspflege   107
Blickkontakt   47
Buddhismus   71, 77
Burnout   108, 109
Burnout-Prophylaxe   110

C
Chemotherapie
– Nebenwirkungen   18
Christen   76
Christentum   71, 74
Co-Analgetikum   64, 68

D
Dehydration   21
Distanz   52
Dosisanpassung   64
Durst   21
Dyspnoe   24

E
Ehrenamtliche   117
Einsamkeit   62
Einweisung   117
Emotionen   99
Emotionslosigkeit   99
Empathie   29, 50
Empfänger   46
Entlastung   42, 98
Entlastungsmagensonde   19
Entspannung   111
Erbrechen   19
– psychogenes   19
Erdbestattung   86
Erfahrungsbilder   95
Erinnerungsbuch   107
Ernährung
– Einstellung Angehöriger   20
Ersatzhandlung   94

Essen und Trinken   20
Euthanasie   115
Expertenstandard Schmerz   63

F
Fachausbildung   39
Fachkompetenz   41
Fachqualifikation   41
Fallbesprechung   112
Fatique   25
Feuerbestattung   86
Finalpflege   38
Flüssigkeitszufuhr   21
Formalitäten   80, 81, 86
– nach dem Tod   81
Fortbildung   112
Fremdbestimmung   120
Fremdeinschätzung   60
Fremdwahrnehmung   43
Friedwald   86

G
Gebet   74
Gedenktafel   84, 107
Gefühlsarbeit   106
Geister   74
Geruchsbildung   23
Gesichterskala   61
Gespräch   104
Gesprächsarten   49
Gesprächsführung   49, 50, 51
Gesprächspause   51
Gesprächstechnik   51
Gesprächsthemen   50
Gestik   46
Glaube   71, 73
Glaubensbekenntnis   75
Glaubensgemeinschaft   71
Gott   70, 74
Grab   85
Grundgesetz   120
Gutes Sterben   73

H
Hilfeleistung
– unterlassene   122
Hilflosigkeit   42, 93
Hinduismus   71, 77
Hinterbliebene   102
Hirntod   14
Hoffnung   32
Hoffnungslosigkeit   9, 32, 62
Hospiz   114

Sachregister

Hospizarbeit 115
Hospizbedürftigkeit 38
Hospizbewegung 114
– Geschichte 114
– in Deutschland 115
Hospizhäuschen 116
Hospizlandschaft 117
Humanes Sterben 6

I
in extremis 11
Infusion 17
Injektion 17, 64
Institutionalisierung 5
Interviews mit Sterbenden 114
Islam 71, 76
Isolation 62

J
Judentum 71, 76
Jüngstes Gericht 74

K
Kachexie 19
Kirche 71
Koffer der Möglichkeiten 72
Kommunikation 46
– Definition 46
– nonverbale 46
– verbale 46
Kommunikationsbedürfnis 48
Kommunikationsmodell 46
Kommunikationsverhalten 48
Kongruenz 29, 50
Kontakt 28, 93
Koran 77
Körperkommunikation 47
Krankenhaus 6
Krankenkommunion 76
Krankensalbung 76
Krankensegnung 76
Kübler-Ross
– Elisabeth 8, 114

L
Laien 40
Laxans 68
Lebenserwartung
– begrenzte 38

M
Medikamente
– häufig verwendete 68
Medikamentengabe 17
Medikamenten-Nebenwirkungen 18
Mimik 46

Mind Map 17
Mitbestimmung 120
Mord 122
Morphin 65
Morphinpflaster 18
Morphintropf 65
Morphium 67
Mundgeruch 22
Mundpflege 22
Mundtrockenheit 21, 22
Muskelrelaxans 68

N
Nähe 27, 93
Nebenwirkungen 64
Nicht-Opioid 65
Noch 16 Tage 114

O
Obstipation 23
Öffentlichkeitsarbeit 116
Ohnmacht 62
OMEGA 114
On Death and Dying 114
Opioid 65
– schwaches 65
– starkes 65

P
Palliativbewegung 115
Palliative Care 4, 16, 115
Palliative Pflege
– Aufgabenfelder 39
Palliativmedizin 56, 115
Palliativpflege 56
– Schmerzlinderung 56
Palliativstation 6
Paracetamol 65
Patienten II. Ordnung 90, 115
Patientenreaktion 43
Patientenverfügung 120, 121
PEG-Sonde 19
Pflege
– ambulante 6
– bei Schmerz 17
– palliative 16
– stille 13
Pflegebedürftigkeit 29
Pflegeeinrichtung 6
Pflegesituation
– schwierige 4
Pflegestandard 63
Pflege im Sterben 11
Pflegetipps im Sterben 13
Port 17, 65
Präterminalphase 8
Präterminalzeit 9

Privatleben 110
Probleme
– soziale 27
Problemgespräch 49
Psalm 75
Psychohygiene 107
Psychopharmakum 68
psychosoziale Begleitung 115

Q
Qualitätskriterien 116

R
Räuchern 107
Recht
– auf Aufklärung 120
– auf Sterbebegleitung 120
– auf Wahrheit 120
Rechte 120
Reflexion 43
Religion 34, 71
Ressourcen 110
Retardform 65
Ritual
– religiöses 74
Rituale 83
– für Angehörige 84
– für Pflegende 83
– für Verstorbene 83
Rosenkranz 76
Ruhe 28
Ruhebedürfnis 25

S
Sakramente 76
Saunders
– Dame Cicely 114
Schlafbedürfnis 25
Schlafstörungen 25
Schlüsselrolle 42
Schmerz 98
– existenzieller 59
– Fremdeinschätzung 60
– körperlich-physischer 59
– psychischer 59
– Selbsteinschätzung 60
– sozialer 59
Schmerzanamnese 57
Schmerzanzeichen 60
Schmerzarten 58
Schmerzbehandlung
– klassische 63
Schmerzeinschätzung 59
Schmerzen 56
Schmerzkonzept 58
Schmerzlinderung 56, 62
Schmerzlineal 61

Schmerzmanagement 57
Schmerzmittelgabe
– Zeitplan 63
Schmerzskala 61
Schmerztagebuch 61
Schmerztherapie
– klassische 18
Schmerztoleranz 58
Schmerzverstärker 62
Schmerzwahrnehmung 60
Schock 98, 99
Sedierung 67
– terminale 121
Seebestattung 86
Segen 75
Segensworte 76
Selbstbestimmung 29
Selbstbestimmungsrecht 120
Selbsteinschätzung 60
Selbsterfahrung 40
Selbstpflege 106
Selbstreflexion 39, 111
Selbstwahrnehmung 43
Sender 46
Sharing 52
Sicherheit 62
Sinnsuche 73
Soorprophylaxe 22
Spasmolytikum 68
Spiegeln von Aussagen 52
Spiritual Care 70
Spiritualität 34, 70, 71
spirituell-religiöse Begleitung 115
St. Christophers Hospice 114
Sterbebegleiter
– Angehörige 39
– Aufgabengebiete 41
– Pflegende 39
– professioneller 40
Sterbebegleitung 38, 108, 120, 122
Sterbebeistand 120
Sterbehilfe 121
– aktive 115, 122
– indirekte 122
– passive 122
Sterbeklinik 114
Sterbekultur 2
Sterben
– humanes 6
Sterbeorte 3

Sterbeprozess
– Symptome 11
Sterben im Hospiz 6
Sterbephasen 8
Sterbezimmer 83
Sterben zu Hause 6
Stimme 46
Strahlentherapie
– Nebenwirkungen 18
Supervision (SV) 43, 111
Symbole 53
Symbolsprache 52, 74

T
Tabletten 17
Teambesprechung 42
Teamsitzung 112
Teamsupervision 111
Terminalphase 10
Testament 121
Tod
– biologischer 14
– klinischer 14
– sozialer 100
Todesrasseln 24
Todeszeichen 14
– sichere 14
– unsichere 14
Totenbett
– Versorgung am 81
Totenkleidung 83
Totenschein 81
Totenstarre 82
Totenwache 83
Totenwaschung 83
Totschlag 122
Tötung auf Verlangen 122
Transdermales Therapeutisches
System 18, 65
Trauer 98
– pathologische 98
Trauerangebote 103
Trauerauswirkungen 99
Trauerbegleiter 39
Trauer-Café 103
Trauergruppe 103
Trauerkultur 101
Trauern 9
Trauernde 101
Trauerphasen 99

Trauerprozess 99
Trauertisch 84
Tropfen 17
TTS 18, 65

U
Übelkeit 19
Überaktivität 93
Überforderung 39
Überführung 85, 86
Unruhe 25

V
VAS 61
Vaterunser 75
Verabreichung
– intravenös 64
Verbal Rating Scale 61
Verhaltensmuster
– neue 110
– alte 110
Verhandeln 9
Vernetzung 117
Versorgung
– des Leichnams 83
Verstopfung 23
Verstorbenenkerze 80
Vertrauen 62
Verzweiflung 32, 62
Visuelle Analogskala 61
Vollmacht 121
Vorsorgevollmacht 121
VRS 61

W
Wahrhaftigkeit 31
Wahrheit 30, 120
Weinen 98
WHO-Stufenplan
– Stufe 1 66
– Stufe 2 67
– Stufe 3 67
Wünsche
– Sterbender 29
Wut 8, 98

Z
Zäpfchen 17
Zeit 33
Zusatzqualifikation 112